人文护理
——礼仪与规范

主　审　孙洪军
主　编　许翠萍
副主编　乔建红　李云峰　张淑香

编　者（按姓氏笔画排序）

王　红（山东省千佛山医院）　　　王君芝（山东省千佛山医院）
亓秀梅（山东省千佛山医院）　　　邓传耀（山东省千佛山医院）
田庆秀（山东省千佛山医院）　　　刘　卫（山东省千佛山医院）
杨　珊（山东省千佛山医院）　　　吴育红（山东省千佛山医院）
张　欣（山东省千佛山医院）　　　张灿玲（山东省千佛山医院）
张怀凤（山东省千佛山医院）　　　罗　云（山东省千佛山医院）
周秀花（山东省千佛山医院）　　　徐冬梅（山东省千佛山医院）
栾　晓（山东省千佛山医院）　　　韩　梅（山东省千佛山医院）
程　雪（山东省千佛山医院）　　　程彦伶（山东省千佛山医院）
廉秀花（山东省千佛山医院）　　　褚梁梁（山东省千佛山医院）

人民卫生出版社

图书在版编目（CIP）数据

人文护理：礼仪与规范/许翠萍主编. —北京：人民卫生出版社，2017

ISBN 978-7-117-24486-2

Ⅰ.①人… Ⅱ.①许… Ⅲ.①护理学 Ⅳ.①R47

中国版本图书馆 CIP 数据核字（2017）第 100114 号

| 人卫智网 | www.ipmph.com | 医学教育、学术、考试、健康，购书智慧智能综合服务平台 |
| 人卫官网 | www.pmph.com | 人卫官方资讯发布平台 |

人文护理——礼仪与规范

主　　编：许翠萍
出版发行：人民卫生出版社（中继线 010-59780011）
地　　址：北京市朝阳区潘家园南里 19 号
邮　　编：100021
E - mail：pmph @ pmph.com
购书热线：010-59787592　010-59787584　010-65264830
印　　刷：中国农业出版社印刷厂
经　　销：新华书店
开　　本：787×1092　1/32　印张：4.5
字　　数：94 千字
版　　次：2017 年 6 月第 1 版　2017 年 7 月第 1 版第 2 次印刷
标准书号：ISBN 978-7-117-24486-2/R·24487
定　　价：22.00 元

打击盗版举报电话：010-59787491　E-mail：WQ @ pmph.com
（凡属印装质量问题请与本社市场营销中心联系退换）

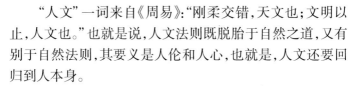

序

　　"人文"一词来自《周易》："刚柔交错，天文也；文明以止，人文也。"也就是说，人文法则既脱胎于自然之道，又有别于自然法则，其要义是人伦和人心，也就是，人文还要回归到人本身。

　　礼就是典型的人文范畴，它是中国文化特别是儒家文化的核心价值之一。其内涵很丰富，有规范、秩序、互敬、自爱等等。

　　礼分为礼义与礼法，学礼法礼仪首先要明礼义。中国礼的特点是讲究内外兼修，不仅举止要温文尔雅，内心更要有鲜明的德行，而这种德行就要靠人文来滋养，靠规范来约束。

　　人文的精髓是"以人为本"，这就是礼义。医学是有温度的科学，护士是拥有"仁心仁术"专业技术人员，护理服务中的人文关怀不仅是医院的"文化外衣"，也体现了护理人员对生命的关注与敬畏。随着护理学的发展和医学观的转变，护理专业需要从传统文化中寻求滋养，坚定护士的职业信仰。因此，将人文关怀理念（礼义）与具体的服务规范（礼仪）融入护理工作已成为行业共识。其实两者也是互相作用、互相转化的，例如用具体礼仪实践也可潜移默化提升人文素养，形成"内化于心，外化于行"的具体行动并长久持续。

　　我院梳理了近几年创建优质护理服务示范工程活动以来的经验体会，将对患者的人文关怀与临床护理工作融合，组织编写了《人文护理——礼仪与规范》一书。希望本书，能为广大护理同仁践行人文护理提供切实可行的参考，让人文护理惠及更多的行业同仁、病患。但因时间仓促，水平有限，不足之处热切期望有关专家和同仁批评指正。

山东省千佛山医院院长
2017 年 3 月

前　言

　　人文的精髓是"以人文本"，医学是有温度的科学，让患者体验专业化的照顾、感受有温度的人本护理，既彰显了护理的人文素质，又体现了护理人员对生命的关注与敬畏。随着护理学的发展和医学观的转变，护士需要提高人文素质，坚定职业信仰。因此，将礼仪与人文关怀融入护理工作早已被业界认可。然而礼仪教育的重点不应只集中在操作层面，不仅要知道怎么做，更要知道为什么这样做，用礼仪提升人文水准，形成"内化于心，外化于行"的具体行动并长久持续，才更有意义。

　　为响应"崇尚医学人文精神，做山东最好的人文医院"的号召，倡导人文团队"七个一"工程建设，护理部将近几年创建优质护理服务以来的经验体会进行了回顾与总结，将对患者的人文关怀与临床护理工作融合，组织编写了《人文护理——礼仪与规范》一书。本书包括护理礼仪、人文规范、人文故事汇编三部分。护理礼仪与规范部分通过图文并茂的方式，将礼义规范与护士职业特点结合，展示了护士应如何优雅的坐、立、站、行，如何礼貌接待患者及其他来访人员，如何在实际操作中践行人文关怀。人文故事汇编部分通过许多真实感人的小故事，向读者传递临床护理服务中的人文关怀，用实例展示护士的爱心、耐心、同情心、责任心。希望本书,能为广大护理同仁践行人文护理提供切实可行的参考,让人文护理惠及更多的行业同仁、病患,让医务工作者与患者达成认知共识,共同关注患者安全。

本书在编写过程中,集全院护理人员的智慧与经验,对如何践行人文护理、如何体现"心中有人"的理念进行了探索和总结,但因时间仓促,水平有限,不足之处热切期望有关专家和同仁批评、指正。

许翠萍
山东省千佛山医院
2017 年 3 月

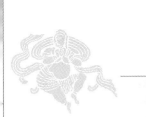

目　录

第三章　人文故事 …………………………… 73

网络增值服务

扫描二维码，
免费下载

 人卫临床助手
中国临床决策辅助系统
Chinese Clinical Decision Assistant System

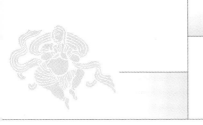

第一章
人文护理礼仪

第一节　护理礼仪概述

一、我国礼仪的起源与发展

1. 礼仪的起源时期　夏朝以前（公元前 21 世纪前）礼仪起源于原始社会，在原始社会中、晚期（约旧石器时代）出现了早期礼仪的萌芽。整个原始社会是礼仪的萌芽时期；礼仪较为简单和虔诚，还不具有阶级性。内容包括：制定了明确血缘关系的婚嫁礼仪；区别部族内部尊卑等级的礼制；为祭天敬神而确定的一些祭典仪式；制定一些在人们的相互交往中表示礼节和恭敬的动作。

2. 现代礼仪的发展　辛亥革命以后，受西方资产阶级"自由、平等、民主、博爱"等思想的影响，中国的传统礼仪规范、制度受到强烈冲击。五四新文化运动对腐朽、落后的礼教进行了清算，符合时代要求的礼仪被继承、完善、流传，那些繁文缛节逐渐被抛弃，同时接受了一些国际上通用的礼仪形式。新的礼仪标准、价值观念得到传播和推广。新中国成立后，逐渐确立以平等相处、友好往来、相互帮助、团结友爱为主要原则的具有中国特色的新型社会关系和人际关系。改革开放以来,随着中国与世界的交往日趋频繁,西方一些先进的礼仪、礼节陆续传入我国,同我国的传统礼仪一道融入社会生活的各个方面,构成了社会主义礼仪的基本框架。许多礼仪从内容到形式都在不断变革,现代礼仪的发展进入了全新的发展时期。大量的礼仪书籍相继出版,各行各业的礼仪规范纷纷出台,礼仪讲座、礼仪培训日趋红火。人们学习礼仪知识的热情空前高涨。讲文明、讲礼貌蔚然成风。今后,随着社会的进步、科技的发展和国际交往的增多,礼仪必将得到新的完善和发展。

二、礼仪的概念

礼仪,是指人们在社会交往中由于受历史传统、风俗习惯、宗教信仰、时代潮流等因素影响而成的,既为人们所认同,又为人们所遵守,是以建立和谐关系为目的的各种符合交往要求的行为准则和规范的总和。

总而言之,礼仪就是人们在社会交往活动中应共同遵守的行为规范和准则,是对礼貌、礼节、仪式、仪表的统称。

1. **礼貌**　是指人与人之间和谐相处的意念和行为,是言谈举止对别人尊重与友好的体现,又是处理人与人之间关系的一种规范,是人们在日常交往中应当共同遵守的道德准则。

2. **礼节**　是个人表示尊重的各种形式,包括动作形式和语言形式。例如,握手、鞠躬、磕头等动作形式;问候、道谢、祝颂等语言形式。

3. **仪式**　多指典礼的秩序形式,一般是指集体性的尊重形式,如升旗仪式,奠基仪式等。

4. **仪表**　通常是指人的外观外表。

三、礼仪的特征

1. 规范性。
2. 限定性。
3. 可操作性。
4. 传承性。
5. 时效性。

四、礼仪的原则

1. **宽容的原则**　与人交往,要严于律己,宽以待人。

2. **敬人的原则**　要常存敬人之心,不可失敬于人,不可伤害他人的尊严,更不可侮辱对方人格。

3. **自律的原则**　这是礼仪的基础和出发点。待人接物,最重要的就是自我要求,自我约束。

4. **遵守的原则**　在与人交往时,必须自觉、自愿遵守礼仪,规范自己的言行举止。

5. **适度的原则**　应用礼仪时要注意做到把握分寸,认真得体。

6. **真诚的原则**　诚信无欺,言行一致,表里如一。

7. **从俗的原则**　入乡随俗,切勿目中无人,自以为是。

8. **平等的原则**　平等是礼仪交往的核心,尊重交往对象,以礼相待,对任何交往对象都应该一视同仁。

五、护士礼仪在护理工作中的重要性

1. **有利于宣传医院整体形象,加强竞争力**　在激烈的医疗服务竞争中,医院所面对的最重要的公众——患者,有权利对医疗单位进行选择。非技术服务作为医疗服务价值的内在因素,成为影响医院在社会公众中整体形象的关键要素。礼仪是宣传、塑造护士形象的主要手段,良好的护士群体形象直接显示医院的服务水平,可为医院的整体形象加分,增强医院的竞争力。

2. **强化护理行为效果,提高护理质量** 护士礼仪能使护理人员在护理实践中充满自尊心、自信心、责任心,并在独立工作时也能够用"慎独"精神来约束自己。护士的一言一行、一举一动及护理操作的娴熟程度,都对患者及家属起到举足轻重的作用,得体的形体语言可给予患者希望和安慰。因此,护士礼仪能够强化护理行为效果,减少差错事故的发生,避免护患纠纷,提高护理工作质量。

3. **满足患者心理需求,促进早日康复** 患者刚进入医院时,接诊护士投以微笑并亲切地做自我介绍及就医环境介绍,消除患者因环境陌生而产生的不安情绪。及时询问病情,耐心回答问题,细致讲解相关疾病的注意事项,向患者传递的信息就会产生正面效应;相反,如果护理人员在工作中不注意语言艺术,不遵守保护性医疗制度,就会使患者及家属产生负面心理。所以,护士端庄的仪表、得体的举止、和蔼可亲的态度、恰当的言谈等良好的礼仪行为可达到除医疗行为外最大限度满足患者心理需求的效果。

4. **密切护患关系,利于信息交流** 在为患者做各种操作时,动作要轻稳;向患者讲解治疗的目的,消除紧张情绪,使其产生信任感,便于发现患者现存或潜在的健康问题,防患于未然。

第二节　仪　　容

一、化妆的必要性

1. 对患者的尊重。

2. 体现对工作的认真态度和敬业精神。

3. 激发患者对美好事物的追求,起到心理治疗的作用。

4. 维护自我形象,适当遮盖由夜班等导致的倦容,保持良好精神状态。

二、化妆的原则

1. **自然**　美化、生动、真实、自然。

2. **美观**　适度矫正,修饰得当,避短藏拙。

3. **得体**　讲究场合和个性,工作妆应清新淡雅。

4. **协调**　高水平的化妆强调整体效果。

三、化妆的步骤

1. **清洁皮肤**

2. **润肤**　视不同肤质给皮肤补充水分或是收缩毛孔。

3. **营养面霜**　给皮肤补充营养。

4. **防晒隔离霜**　隔离空气中的粉尘、污垢、紫外线的照射,起到保护皮肤的作用。我们可以选好一点的防晒隔离霜,防晒隔离霜适合干性皮肤用,防晒时间约为 6 小时;防晒隔离乳适合油性、敏感性皮肤用,防晒时间约为 2~4 小时。

5. **粉底** 让皮肤显得细腻,选比自己肤色暗一点的,或是与自己肤色相等的粉底,这样的妆会显得透明,没有假的感觉。利用粉底刷在脸上均匀刷上粉底液,来回轻扫,避免留下刷痕,就像是在脸上打上无数的小"X"的感觉,使用完粉底刷可以再用海绵块轻轻按压一下全脸,这样能帮助粉底分布得更均匀,也让整体妆效更加自然通透。

6. **修颜** 在耳际到笑肌的三角区域部位、下颌角部位,从后往前刷上深色调修颜粉或比肤色深一号色的粉底液,用修颜的白色调从上至下打亮鼻梁这条线、额头、下巴。视觉上营造轮廓感,提升脸型。

7. **散粉定妆** 为防止妆面脏脏油油的,应该仔细地定妆。粉红色适合皮肤苍白的,绿色适合皮肤上有红血丝的,紫色适合皮肤暗沉的。先用干粉扑蘸取适量的散粉对折揉匀,用手指弹去多余的粉末,均匀的按压在肌肤上,再用大号化妆刷刷去多余的粉末,千万不可遗忘眼角、鼻翼、嘴角这些油脂茂盛区域。好的散粉不仅仅是起到一个定妆吸走油光效果,更重要的是起到二次修饰作用。

8. **画眉**

(1)眉头:眉头需在从鼻翼到鼻梁弯曲相连处的线的延长线上。眉头上部注意不要过多整理。因为描绘的时候,用眉笔描画眉头的话会变得不自然,只以眉粉描绘就可以了。

(2)眉中:眼睛平视前方的时候,眉中需与从眼内眦到黑眼球的外侧边的距离在同一垂直延长线上。描绘的时候,不用过多制造角度,自然地向上推进。

(3)眉峰:眼睛平视前方的时候,眉峰与黑眼球外侧便在同一垂直线上。眉峰的走势与下垂的眼角保持同样的幅度，这样的角度让表情看起来生动自然。

（4）眉尾：从眉峰处陡然而下描绘眉梢。末点不能比眉头低。比眉头下方的线高出 2mm 描绘能达到最佳平衡。

（5）眉骨：在眉峰下方骨头突出的部分。这个位置要处理漂亮。让高光进入这个部分。想要天然眉的时候可以只略略修理一下。

9. **眼影**　塑造眼睛的轮廓与个性。从外眼角开始，外深内浅，眉下方处要用亮色。用中型的眼影刷蘸取白色高光，从内眼角向外眼角大面积扫满整个上眼皮；用小型的眼影刷在眼线上处反复轻扫几次咖啡色，控制咖啡色的面积，只做小范围使用，这样可以使整个眼部看上去更立体。晕染时要注意层次的过渡，避免涂抹不匀造成的污浊感。

10. **眼线**　上方画眼睛的外三分之二，下方画外二分之一，也有人不画下眼线的。将镜子放在距身体 20cm 处，眼睛向下看，用环指把眼皮轻轻向上拉。贴着睫毛根部，由眼尾向眼角分段描画。外眼角拉长。用眼线刷，从眼角至眼尾将眼线推匀，使线条自然清晰。用眼线刷晕开眼线这一步是一定不能省的，这个步骤能让眼线看起来自然不会太死板，如果你是内双、眼角容易出油，建议你使用眼线膏。眼线膏的妆容持久度要比眼线笔或眼线粉要更好些，比起液体眼线没有那么死板容易晕染更容易控制。

11. **腮红**　用腮红刷在腮红盘里轻轻点几下蘸上腮红粉，然后轻轻弹一下腮红刷，震去多余的粉，从太阳穴正下方开始到脸颊中心，用打圈的方式刷腮红，连续画三四个圈即可。

12. 口红　肤色白皙的人适合任何颜色的口红,但以明亮度较高的品种为最佳;肤色较黑的人适合赭红、暗红等亮度低的色系。

13. 夹睫毛　先是根部,中部,睫毛尖。开始夹睫毛之前,把镜子放在与眼睛同高的位置上,将下巴微微抬起,眼睛尽量向下看,这样可以在镜子中清晰地看见睫毛的根部。

首先用睫毛夹夹住睫毛的根部,尽量一次夹住所有的睫毛,但是由于每个人眼睑的弧度与睫毛夹的弧度不一定相同,所以只要能够准确地夹住眼睛部的睫毛就可以了,夹的时候避免夹住眼睑。这时肘是静止的状态。刚开始试着轻轻夹一下睫毛,如果不疼的话,就要用三个手指同时突然用力紧紧夹住睫毛根部,并且保持这个动作2~3秒钟;下巴稍稍向下收,同时肘部轻轻向上抬起,手腕感觉向外侧的方向微微旋转,这一次要将睫毛从根部向上夹数毫米,使睫毛的中间部分卷翘起来。最后夹住睫毛的梢部,再向下收缩下巴,同时肘部大幅度向上抬。

像这样从睫毛的根部到睫毛的梢部分成三至五个阶段一点点夹,就会呈现出自然的弧度。如果眼梢部位的睫毛没有卷到,就把睫毛夹的位置与眼梢处的眼睑弧度吻合,一次夹住睫毛的根部,保持几秒钟。最后,用示指左右轻轻抚摸睫毛,使其伸展开。如果睫毛非常整齐并且卷翘的角度很自然的话,这道工序便完成了。

14. 上睫毛膏　睫毛膏是调整眼睛很重要的一个步骤。如果睫毛膏涂得非常整齐、干净,睫毛夹得很翘,这样的眼睛就会显得大很多。也有利于减淡黑眼圈造成的疲态,卷翘的睫毛可以让你看起来更精神。以走"Z"字的手法刷睫毛,不能涂太多睫毛膏,睫毛会因为太重而翘不起来了。

温馨提示:每天卸妆清洁不可少,即使您没有化妆用了隔离霜也必须做好清洁工作,白天无论您出门与否都要擦隔离和防晒霜,光老化不是几支精华素就能补回来的,慎之……

第三节　仪　　表

一、帽子的佩戴规范

1. **燕帽**　护士帽由修女的面罩演变而来,燕帽是职业的象征,象征着"谦虚服务人类",它用无声的语言告诉患者:我是一名为您提供护理服务的护士。佩戴时帽子要端正,高低、前后适中;保持两翼外翻似燕飞翔,用发卡在燕帽后方固定(图1-3-1)。保持燕帽的整洁、无皱。

2. **圆帽**　手术室、监护病房和其他需要为患者进行特殊处置的科室护士,按要求佩戴圆帽。戴圆帽时头发要全部罩在帽子里,前不遮眉,后不露发梢(图1-3-2)。戴圆帽时不戴头饰。

二、首饰的佩戴规范

不戴耳环、耳钉,戒指、手链、手镯、脚链等饰品,保持良好的护士职业形象;利于护理技术操作;防止交叉感染。

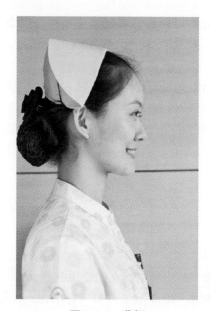

图 1-3-1　燕帽

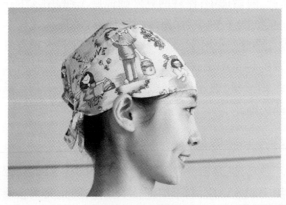

图 1-3-2　圆帽

三、口罩的使用规范

一次性无纺布口罩的有效隔离时间为 4 小时,不能挂在耳边或颈部,暂时不戴的口罩应折叠后放工作服口袋内,不可外露。佩戴时要遮掩口鼻(图 1-3-3),系带松紧适中,最好能在镜中检视一下自己的口罩佩戴是否端正。一次性无纺布口罩用后应丢入黄色垃圾袋。

四、护士服的穿着规范

19 世纪 60 年代南丁格尔创造了护士服,以清洁、整齐并易于清洗为原则,款式大同小异。20 世纪初,护士服在我国出现;1928 年第九届全国护士代表大会之后全国护士服得到统一。

1. **门诊及病房护士服** 整洁、飘逸,给人以安静、纯洁、神圣的感觉。护士服合体,袖口扣紧,纽扣无缺,全部扣齐。冬季内衣着低领衫,不可外露。护士服整洁无皱褶。上口袋装笔,两侧口袋避免装较多的物品(图 1-3-4)。

2. **手术室护士服** 设计为短袖洗手衣、长裤(图 1-3-5),便于手术前刷手消毒,手术外衣便于手术时执行无菌操作,为淡化手术中长时间看到鲜红血色而产生兴奋、烦躁、注意力不集中及焦虑心理,手术衣多选用绿色(主流色,产科及儿科护士有些会根据需要选择粉色或紫色),给人以平和、镇静的心态。禁止佩戴任何首饰,穿后清洗送消毒。

3. **手术衣** 无菌,分为一次性及非一次性,一次性手术衣使用后按一次性医用垃圾焚烧处理,非一次性手术衣

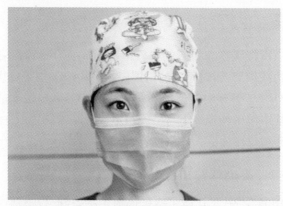

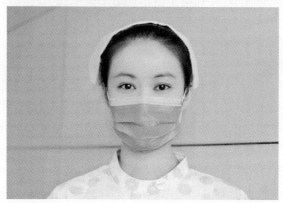

图 1-3-3 口罩

可高压消毒循环使用。

　　4. 防护服　主要用于护理经空气传播及接触传染等特殊传染病时（如 SARS）。此类衣服为衣帽连体式，不透空气，可防止并阻止任何病毒通过。二级防护时需佩戴特质的医用防护口罩、防护眼镜、鞋套、手套等，其连体帽内应先

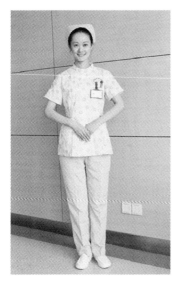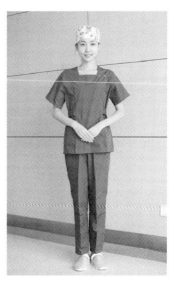

图 1-3-4 门诊及病房护士服　　　图 1-3-5 手术室护士服

佩戴一次性圆筒手术帽。如为三级防护,应在二级防护的基础上加戴全面型呼吸防护器、护视屏。防护服及配套防护用品的穿脱有严格的流程及要求。

五、胸卡的佩戴规范

必须佩戴胸卡上岗,胸卡正面向前,保持清洁、字迹清晰,避免过度修饰或杂物遮挡。将胸卡佩戴于工作服上方口袋边缘处(图 1-3-6),便于患者的辨认、问询和监督。

六、穿着鞋袜的规范

上班时应穿护士鞋,经常擦拭,保持清洁。不穿拖鞋。

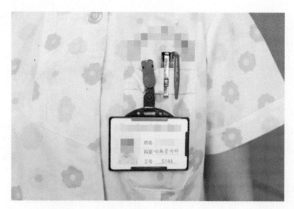

图 1-3-6 胸卡

袜子着肉色或浅色,禁忌各种卡通及深色袜子,给人以不稳重的感觉,亦不可不穿袜子(图 1-3-7)。

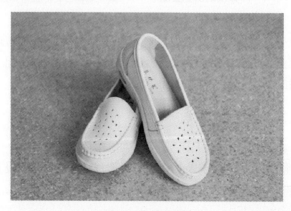

图 1-3-7 护士鞋

第四节 仪 态

一、良好的第一印象

1. **表情** 表情自然,面带微笑,口眼结合,笑与神情、气质、语言、举止相结合,微笑要发自内心、始终如一(图1-4-1)。

2. **目光** 柔和,给人以真诚、亲切、和善的印象(图1-4-2)。

3. **语气** 吐字清晰,语音、语速适中,语调温和,使用文明用语。

4. **称呼** 对患者的称呼应使用敬语,准确的称呼可以拉近护患间的距离,融洽的交往利于工作的正常进行。

对明确职务的领导者,可以直称"姓氏 + 职务"。

对不明确职务的领导,可以直称"领导"。

对老年人,可以称呼"大爷、大娘、爷爷、奶奶"。

对男士,可以称呼"先生"。

对女性,可以称呼"女士"。

对小儿,可以称呼"小朋友、小同学"。

禁忌:直接称呼"×× 床"。

5. **自我介绍** 护士对新入院病人或在接触新的护理对象时,应首先进行自我介绍,根据实际需要或所处场景的不同而有所变化,切不可千人一面,一概而论。在工作中自我介绍常以工作内容为介绍的中心,如对患者,应以使其尽快记住护士以便随时寻求帮助之用。例如:大爷您好,我是

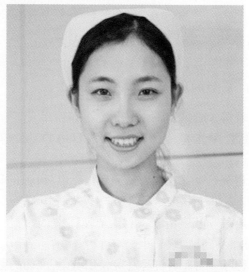

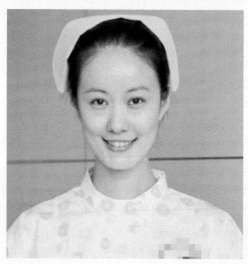

图 1-4-1　表情

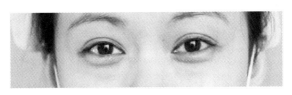

图 1-4-2　目光

您的责任护士程雪,今天您的治疗护理由我来负责,您有任何需要随时叫我,为了便于您记住我的名字,叫我小雪就可以了。

在演讲等公共场合自我介绍时,可以使用卡耐基培训中的名字拆分及意境联想的方法使对方记住你。例如:李鹏,桃李天下的李,鹏程万里的鹏。程雪,程门立雪,让我始终行走在谦虚求学的道路上。一定放慢速度、清晰大声的讲出名字的每一个字,相信你一定会给对方留下深刻的印象。

6. 距离

(1)亲密距离:为病人做护理处置、床旁交接病情时,一般距离 0.15~0.45 米,以表示保护、安慰、关爱,也是技术操作的需要。

(2)礼貌距离:平时与人交谈时,站立距离在 0.5~1 米,以表示礼貌,常用于向病人介绍治疗、护理方案、健康教育,与同事沟通看法、床旁交接班。

(3)社交距离:进行护理查房、教学查房、早交班时,一般距离在 1.2~3 米,能清楚对话即可。

(4)公共距离:常用于讲课、护士长例会、学术报告,一般距离在 3~3.5 米以上。

二、优雅得体的举止展现护士的风采

1. 规范站姿 分为基本站姿、标准站姿、礼仪站姿。

基本站姿是护士站立时应身姿挺拔,头正颈直,双目平视,下颌微收,收腹挺胸,双手臂自然下垂,双腿直立、夹紧,脚跟并拢,脚尖张开 45°~60°。

标准站姿是在基本站姿的基础上右手相握左手掌指关节,自然下垂放于小腹,此种站姿多用于交接班时使用。

礼仪站姿是在标准站姿的基础上,两手上提至肚脐,两侧上臂自然放松略外展,双脚取丁字步站立(右脚略向后撤,左脚跟贴于右脚内侧后 1/3~1/2 处),此种站姿多用于迎宾及礼仪展示中(图 1-4-3)。

禁忌:手叉腰、弯腿或倚靠在墙上或门旁。

2. 规范坐姿 入座及起身遵循左进左出的原则,入座时右脚后退半步,感受椅子的位置,抬起手或双手从腰部向后下扶衣裙,缓缓落座,坐在椅子前 1/3 或 1/2 处,呈浅坐势,双手重叠放于大腿中 1/3 处,双脚平放在地面上,足尖朝前,或双脚前后稍错开,躯干与大腿呈 90°,腰背挺直。

工作中,要随时表现出服务意识,提供护理服务,不能随意就坐,出现倦怠、疲倦、懒散的情绪。在正式场合端坐时,注意不得双腿叉开,保持上身端正,穿短裙时更应注意(图 1-4-4)。

3. 规范蹲姿 蹲下时,右脚后退半步,前脚掌着地,脚跟抬起,双手或左手从腰部向下扶衣裙,缓缓蹲下,双手分别放在对侧大腿下 1/3 处(图 1-4-5);需要捡起物品时,应身体侧转蹲下,避免正面朝人蹲下,或臀部朝向他人,右手

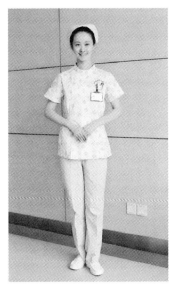
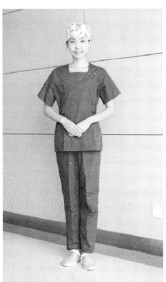

图 1-4-3 站姿

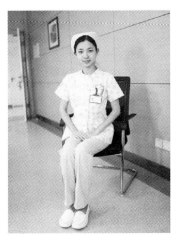
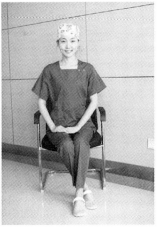

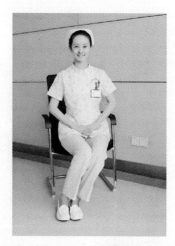

图 1-4-4　坐姿

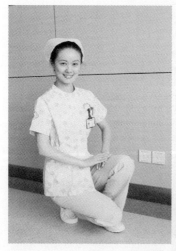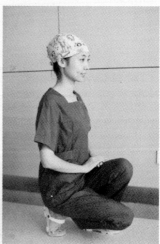

图 1-4-5　蹲姿

捡起物品,站立调整身体重心。

4. 规范行姿 行走时,应双目平视前方,挺胸收腹,双臂自然摆动,步态轻盈,稳健端庄,自然大方;行走轨迹是一条直线,双脚内侧在一条直线上,步幅步频要适中。禁忌:走路时不抬脚跟,随意摇摆,步伐懒散;双手插口袋内;或二人勾肩搭背,嬉笑打闹,左顾右盼;双臂摆动过大或不摆动;边走边吃东西。

5. 推治疗车 以正确的行走姿势,上身略前倾,车距身体前侧约 30cm,双手自然扶治疗车左右两侧扶手,肘关节自然放松(图 1-4-6)。向前轻轻推动治疗车,尽量减少治疗车推动过程中发出的声响;当遇有不平路段时要注意保护治疗车上的物品和药品,防止跌落;进病房时,先开门,与患者打招呼;后推车进屋,随手把门关上。

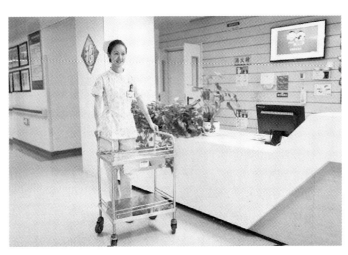

图 1-4-6 推治疗车

6. **持病历夹** 病历中夹有患者各项重要资料,应认真对待。以正确的行走姿势,单手拿病历侧边,病历的另一侧边轻轻靠近身体(图1-4-7);如病历夹在2个以上时,需双手端平行走。

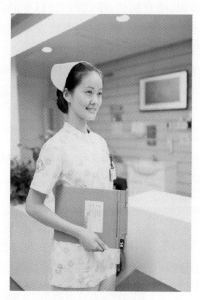

图1-4-7 持病历夹

打开病历时,左侧前臂做小桌托病历,右手中指沿右侧病历缝隙划至下方缺口处打开翻阅使用(图1-4-8)。

7. **端治疗盘** 护士端治疗盘的时候,应用双手拇指和示指撑住盘的两侧,其余三指分开托于盘的底部,原则上要求双手不能触及盘的内缘(图1-4-9)。需要开门时不要用脚端门,可用左手端盘靠近身边,用右手开门或用背部推开门。

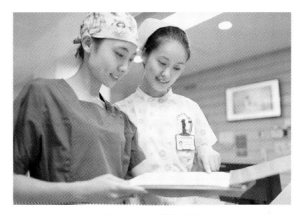

图 1-4-8 翻阅病历

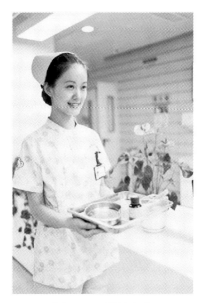

图 1-4-9 端治疗盘

8. 搬椅子　面向椅背,右手握住椅背下缘中段,左手扶住椅背上缘向上提起,搬拿放下动作要轻,节力、美观,避免发出声响,保持病房安静。

9. 推平车　先检查平车性能是否良好,妥善安置患者及各种导管,保证安全。转运时注意平稳,直线推行,护士位于患者头侧,便于同清醒病人随时沟通,并可随时观察危重病人的病情变化,躁动的病人应妥善进行保护性约束;昏迷病人应采取平卧头偏向一侧,防止误吸呕吐物;四肢骨折的病人应妥善固定伤肢;颈椎骨折的病人搬运前先上颈托保护,转运过程中头颈两侧用软垫垫起,防止损伤神经;脑出血及颅脑外伤的患者应取头高足低位,运送过程避免剧烈震荡。始终保持头部在前,上下坡时头在高位。推送过程床挡拉起,防止坠落。

10. 推轮椅　检查轮椅性能,与患者沟通。护士固定轮椅,位于轮椅背后,手扶车把待病人安全落座后,放下脚踏板,协助患者双脚放上后打开轮闸。根据病情妥善使用固定带,将病人约束安置,下坡路应后退倒行减慢速度,防止病人前倾或后仰造成跌伤。推动轮椅时双手用力均匀,步幅平稳,行进中注意与患者沟通交流。

三、彬彬有礼,婉婉有仪

1. 迎宾　采用礼仪站姿,面带微笑,始终如一。

2. 行进中打招呼　路遇患者,应主动上前询问是否需要帮助;路遇同事,应致以点头礼;路遇领导应停止前行或后退半步,身体正面朝向领导,面带微笑主动点头礼节性示意或问好,待领导走过后再继续前行。主动谦让,彬彬有礼。禁忌:哑然低头走过,或言行随意(像不认识或没看见一样)。

3. **招手致意与挥手告别** 招手致意多用于路遇或迎接他人,右手高举过头顶,并以目光示意招呼对方,掌心向前,手腕为支点左右不停摆动;挥手告别则右手不超过头顶放于耳边左右摆动(频率略慢于招手致意,过快有不尊重之意)。

4. **点头致意** 多用于不宜长时间交谈的场合,后颈部直立,头正中或左右侧微微向下一动,幅度不宜过大,配合微笑,说出"您好"。

5. **鞠躬** 区别于点头致意,头部、颈部与上身始终保持同一直线,鞠躬时眼神随着向下,不可抬脸直视,亦不可过度低头,双手重叠放于腹部。

15° 鞠躬礼:交错而过时,面带微笑,行 15° 鞠躬礼,头和身体保持直线前倾,低头比抬头慢,表示问候。"您好"。

30° 鞠躬礼:迎送客人,表示感谢。"感谢您"。

45° 鞠躬礼:表示非常感谢,低头的速度要慢,定位后停顿 1~2 秒后起身,"非常感谢"。

6. **握手** 在病区工作中较少使用,但在交往活动中较常用,初次见面握手的力度不宜过大,以轻触对方为准。男士与女士握手应握住女士的手指部分即可,一般 1~3 秒轻轻摇动即可。握手的主动权交给"尊者",如女士、长者、领导等。握手时手要保持清洁,伸出右手掌心略向上五指并用,以示谦虚尊重,握手时应目视对方,不要旁顾他人他物。切忌戴手套握手及握手后擦手。

7. **鼓掌** 以左手为基础,右手相对内旋,使四指位于左手虎口处,两手相对拍打,右手幅度较大。双手位于胸前,过低表示不尊重。

8. **介绍** 作为中间人介绍双方应面带微笑,遵循先向尊者介绍卑者的原则。如:先将男士介绍给女士,先将幼者介绍给长者,先将客人介绍给主人。被介绍者应面带微笑,表示"您好,很高兴认识你"。

9. **引领** "请随我来",小臂与身体成直角,同时手掌心朝向斜上方(静止时另一手可放于小腹前,行进中另一手自然下垂即可),前行时位于被引导者侧前方,要随时回身照顾他人引导一并前行(图 1-4-10)。

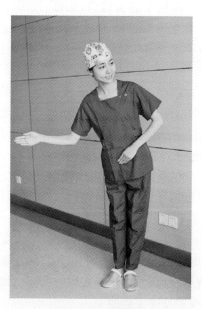

图 1-4-10 引领

10. 指引方向　指引方向手势：在回答询问的同时，做引路手势：单手臂肘关节自然屈曲，五指并拢，手掌朝向斜上方，指向并看向患者询问的方向，然后目光回到询问者一侧，观察其是否领会（图1-4-11）。

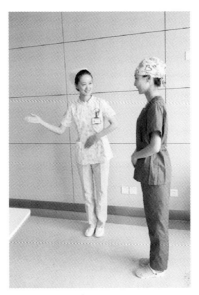

图1-4-11　指引方向

提示语："请注意脚下"、"请注意头顶"、"请坐"。肘关节略伸直，指向目标位置（图1-4-12）。

11. 上下楼梯

（1）上楼梯：如陪同领导、客人或患者一同上楼梯时，要在领导、客人或患者的侧后方上行，让领导或患者走在楼梯靠近扶手的一侧，显示出谦虚礼让（图1-4-13）。

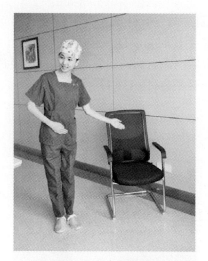

图 1-4-12 "请坐"

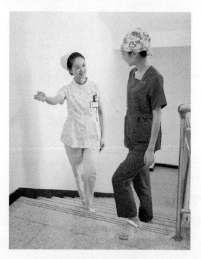

图 1-4-13 上楼梯

（2）下楼梯：如陪同领导、客人或患者一同下楼梯时，要在领导、患者或客人的前侧方下行，让其走在楼梯靠近扶手的一侧，并适时回头照顾，给予关照和保护（图1-4-14）。

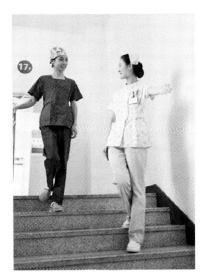

图1-4-14　下楼梯

（3）记忆小窍门：不论上楼或下楼，引领者均走在"下方"，意外发生时便于保护对方。

12. 乘坐电梯　上电梯分为有无电梯员的两种情况，有电梯员操控则请患者、领导或客人先上电梯，下电梯是为方便引领应自己先下，无电梯员操控电梯，则应自己先上后下，控制电梯保证安全；在上下班高峰时间，应先请患者、领导或客人先上，避免争抢。下电梯请患者、领导或客人先下（图1-4-15）。

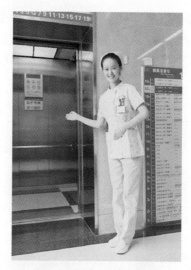

图 1-4-15　乘坐电梯

13. 乘车礼仪　小轿车的座位,如有司机驾驶时,以后排右侧座位为首位(上下车安全且方便),左侧次之,中间座位再次之,副驾驶座位为末席(图 1-4-16),前排中间若有座位则为末席。若为左后侧车门不能打开的出租车等,后排顺序由右向左依次为 1、2、3,此时考虑上下车是否方便。

如果由主人亲自驾驶,以驾驶座右侧为首位,后排右侧次之,左侧再次之,而后排中间座位为末席(图 1-4-16),前排中间座位则不宜再安排客人。

主人夫妇驾车时,则主人夫妇坐前座,客人夫妇坐后座,夫人坐右侧,上下车安全,男士要服务于自己的夫人,宜开车门让夫人先上车,然后自己再上车。

主人亲自驾车,坐客只有一人,应坐在主人旁边。若同坐多人,中途坐前座的客人下车后,在后面坐的客人应改坐前座,此项礼节最易疏忽。

女士登车不要一只脚先踏入车内,也不要爬进车里。需先站在座位边上,把身体降低,让臀部坐到位子上,再将双腿一起收进车里,双膝一定保持合并的姿势。

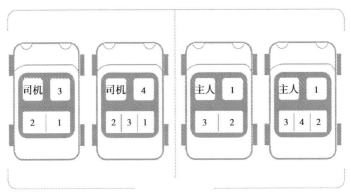

图 1-4-16 乘车礼仪

第五节 电话礼仪规范

一、接打电话的礼仪要求

及时接听,语调温和,语速和语音适中,内容简明,文明用语。自觉做到知礼、守礼,待人以礼(图 1-5-1)。

二、打电话礼仪规范

1. 打电话前应选择对方适合的时间,准备好打电话的

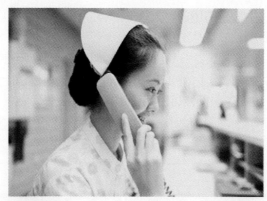

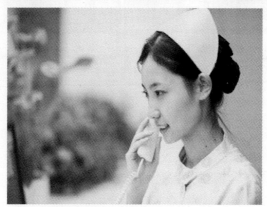

图 1-5-1 接打电话

内容。

2. 耐心等待,如果铃响五、六声,还没人接,可以挂断电话。

3. 听到对方声音首先问候对方,然后报出自己的单位、科室及姓名,并说出要找的人。

4. 通话尽量简明扼要,时间不宜过长。

5. 等对方说了"再见"后再挂断电话。

三、接电话礼仪规范

1. 电话铃响,应尽快去接;一般以铃响三声拿起电话最为适宜。

2. 拿起电话,首先问候对方,然后自报科室及本人姓名。应使用"您好,×××科,××,请讲。""不好意思,您打错了"等用语。不可以直接问答:"不认识、不知道、没听说、没这个人"等。

3. 转接电话前应确认对方的身份,若你接到别人的电话,而对方又没有自报家门时,在你替别人转接电话之前,最好先确认对方的身份,如:"对不起,请问您是哪位?"

4. 转接电话前说"请稍等"或"您稍等",并及时找人接听。

5. 尽量给人方便"很抱歉或对不起","××不在,请问需要转告或留言吗?"

6. 接到打错电话也需要礼貌应对"对不起,您打错了。"

7. 应在对方挂电话后再挂断电话。

四、电话交谈礼仪规范

1. 拿起电话听筒,就不要与他人交谈,更不要随便说笑。

2. 寒暄和礼貌用语,开始时"您好或早上好",结束时"谢谢或再见"。

3. 为了表示自己在专心倾听并理解对方的意见,需要用一些简单的字,"好、是、奥、嗯"作为礼貌的反馈。

4. 认真倾听,必要时记录;未听懂的地方再次询问清楚,切忌不懂装懂,避免造成转达错误。

五、注意事项

1. 工作期间不得携带手机,管理人员应将手机置于静音状态。

2. 查房及操作期间不得回复电话。

3. 如无特殊公务,上午治疗时间不打外线电话。

4. 工作期间不得打电话聊天。

5. 科室电话为公共电话,应注意电话的卫生处理,定期用消毒液擦拭。

第六节 护患沟通规范

一、走进护患中的加减乘除,逾越矛盾的鸿沟

+:加一点喜悦

−:减一点冷淡

×:乘一点体贴

÷:除一点猜忌

二、文明服务九声

1. 患者初到有欢迎声。

2. 进行治疗有称呼声。

3. 操作失误有歉声。

4. 患者合作有谢声。

5. 遇到病人有询问声。.

6. 病人不安有安慰声。

7. 检查前后有告知声。

8. 接电话时有问候声。

9. 患者出院有送声。

三、护士常用的文明用语

1. "早上好,昨晚睡得好吗?"

2. "您好,我是您的责任护士××,您有什么事请找我。"

3. "您好,您有什么事吗?"

4. "打针有点痛,请您不要紧张,很快就会好起来的。"

5. "非常对不起,给您增添痛苦了,请允许我再打一次好吗,谢谢。"

6. "您如果有什么事,请按呼叫器,我随时回来。"

7. "熄灯时间到了,请做好熄灯前的准备,祝大家晚安。"

四、护士服务忌语

1. "不知道! 去问医生吧。"

2. "这事别找我,我不管(我不知道)。"

3. "没见我正忙着吗,等着吧。"

4. "嫌慢,你早干什么来着!"

5. "上面都写着呢,自己看去!"

6. "谁和你说的,谁和你说的找谁去。"

7. "瞧这破血管,扎都扎不进去。"

8. "治病还能不疼！"

9. "你这样的见多了，有什么了不起的。"

10. "我解决不了，你爱找谁就找谁去！"

11. "家属陪着干啥的？你怎么看着病人的？"

第七节　男护士礼仪规范

与头戴燕帽，带着甜甜微笑的温婉女护士相比，男护士严谨整洁、稳重内敛、大方真挚的阳刚之气，能使病人产生足够的信任感。

一、仪容

1. 面部的修饰要及时、得体。要及时剃须修面，保持清洁得体。早晚要清洗牙齿，餐后要漱口。不在他人面前嚼口香糖。

2. 发型发式要大方稳重、自然、整洁，才能使自身容光焕发、充满朝气和活力，使病人感到心情舒畅、产生亲近感、信任感。

（1）头发保持干净：头发要经常清洗，不沾染脏污、不粘连、不板结、无发屑、无汗馊气味。

（2）选择大方稳重的发型：不留长发，发式的前部头发不遮盖眉头，侧部头发不遮盖耳朵，不留长鬓角。后发际不超过衣领上缘。不得剃光头。不允许烫、染夸张的发型。

二、仪表

1. 严谨整洁的男护士着装及规范　男护士着白大褂

或分体式工作服,以整齐洁净、大方得体、便于技术操作为原则。要求尺寸合身,以衣长刚好过膝10厘米,袖长至腕1厘米为宜。下身配白色长工作裤。裤长以裤脚前缘平鞋面,后缘裤腿盖在鞋跟上缘2厘米为宜。着工作服不穿高领和深色内衣,袖口不要漏出内衣。工作服的衣扣全部扣整齐,不得用胶布、别针等代替。口袋不得放过多东西。夏季穿工作服不允许袒胸,进出病区不得只穿背心及短裤。

2. 洁净合适的工作鞋穿着及规范 上班穿白色、低帮、软底、大小合适的工作鞋。配白色或浅色袜。进出病区不允许穿硬底、带响声的鞋。不允许光脚穿鞋,夏天也要着薄袜。工作鞋要经常刷洗,保持干净。

不清洁、不整齐的男士会给人以一种粗心大意、邋遢、不修边幅、做事不认真、不严谨的印象,使病人对你的工作,同事对你的协作不放心、缺乏信任。

三、仪态

1. 稳健挺拔的站姿 "站如松"是站姿的基本要求。站立时头正,双目平视、下颌微收、面带微笑、挺胸收腹,立腰提臀,双肩放松,脊柱后背挺直,两臂自然下垂。手指呈自然弯曲,虎口向前。也可双手在背后交叉或小腹前交叉站姿,右手搭在左手上,左右脚掌分开呈V形,双腿直立,两脚跟相靠,脚尖开度为45°~60°,或者两腿分开,两脚平行,不超过肩宽。身体重心主要落于脚掌、脚弓上,两脚并拢、直立,给人以稳健挺拔之感。

2. 稳重大方的坐姿 "坐如钟"是坐姿的基本要求。入座时以稳重和缓的步履,从容自如地走到座位前轻而稳的落座。上体挺直、下颌微收、双目平视、两腿分开不超过肩宽。两脚平行自然摆放，双手自然摆放在双膝或扶手上，可以交叠双腿。工作环境中的坐姿不可有倦怠懈慢，要随时保持服务状态，坐相要稳重大方，表现出积极热情、自信练达、尊重他人的良好修养。

3. 轻松敏捷的行姿　起步时，上身略向前倾，身体重心落在前脚掌上。行走时，双肩平稳、目光平视、下颌微收、面带微笑。手臂伸直放松、手指自然弯曲，摆动时以肩关节为轴，上臂带动前臂、前后自然摆动，摆幅以 30°~35° 为准。

步幅适当，一般应是前脚后跟与后脚尖相距自己一只脚的长度，为 20~30cm。跨出的步子应是前脚掌着地，膝和脚踝不僵直，行走的两行足迹内侧在一条直线上。步健、轻松敏捷的行姿，会给人以动态之美，表现出朝气蓬勃、积极向上的精神状态。

四、男护士与异性相处注意事项

为女病人做导尿、会阴冲洗、体检等操作时，应有女性陪同；与女同事、女领导、女病人交流沟通时不要锁门；进入女病房要先敲门，再进入；与异性接触，谈吐要举止文明稳重，忌动手动脚或粗话调笑。

第八节　涉外病房护士礼仪规范

随着对外开放对外交往的增加，来医院就医的外宾越来越多，在外国病人眼中医务人员常被视为政府的化身，民族的象征,甚至是国家的代表。这就对涉外病房护士提出了更高的标准与要求,涉外病房的礼仪在整个诊疗护理过程中具有重要作用,对其只宜遵守,而不能去讲任何附加条件。诚恳、谦恭、和善,举止有度、不卑不亢、彬彬有礼,可以赢得外宾的尊敬和信任。

一、致意礼仪

世界各民族由于长期以来形成的习惯不同,以及宗教信仰的差异,其致意的礼仪也是各不相同。其中,较为常见的礼仪有握手礼、注目礼、点头礼、鼓掌礼、合掌礼、鞠躬礼、接吻礼、拥抱礼、脱帽礼、作揖礼、叩首礼等。

二、国际通用称谓礼仪

国际上不论年龄长幼,成年男子称先生;对已婚女子称夫人、太太或女士;对未婚女子称小姐;对不了解婚姻状况的女子也可泛称小姐或女士。在西方,女士们普遍希望用比实际年龄小的称谓。

对来自君主国家的贵宾,按其国家的习惯称呼。如某国王(王后)、某公主、某王子殿下;对有爵位称号的,可称其爵位。

三、国际惯用介绍顺序

国际惯用的介绍顺序:先将男士介绍给女士;先将年幼者介绍给年长者;先将职务低者介绍给职务高者;先将客人介绍给主人;先将晚到者介绍给早到者。

四、语言沟通障碍时的非语言沟通技巧

护士与外籍病人沟通时要消除语言障碍,经常会用到肢体语言、触摸及空间效应这些非语言沟通的技巧,因为非语言所表达的信息更接近事实。肢体语言,如手势、姿势、身体运动、面部表情和眼睛运动等对维持交流、指导病人学习某项操作很有帮助;触摸,如握手、搀扶可使病人感到护士对他的关怀,但同时应注意考虑性别、年龄等因素,否则会有不良反应。

五、注重不同种族的生理特征差异

护士要按照不同种族的生理特征差异掌握操作特点,如给黑种人做皮试不易看清,操作时要在皮试区的皮肤上做明显标记,以便观察;白种人血液黏稠度高,输液时尽量不用下肢静脉,以防血栓形成。

六、满足不同的饮食习惯

在护理工作中,了解不同宗教信仰的人有哪些宗教习俗和礼仪、禁忌非常重要。如不同的饮食习惯,穆斯林的饮食禁忌种类较多,基本都是动物性食品及其脂类,尤其禁食猪肉,而且要求严格。佛教对出家的僧民和其佛教徒有严格的饮食节律,如终年吃素、不吃荤腥、不饮酒。基督教徒有守斋和忌食习惯,每周五和圣诞前一天(12月24日)是斋戒日,这天只能吃素菜和鱼类,忌一切肉和酒等。

七、涉外护理中的异国禁忌

1. 数字禁忌

（1）13：基督教国家忌 13，房间号码、高层建筑和医院病房及床位的标号时避而不用"13"，赠送鲜花不能是 13 朵，"13"被欧美的许多国家忌用。

（2）周三、周五：欧美人视为不吉利。

（3）3：一些西方人忌用。

（4）4：韩国及日本人等忌用。

（5）7：新加坡人认为此数不吉利。

（6）8：新加坡人认为 8 不顺利。

（7）9：日本人赠送礼品忌 9 这个数字。

（8）17、71：加纳人认为此数不祥、不顺。

（9）37、69：新加坡人认为不吉利。

（10）42：日本人认为此数象征死兆。

（11）39、13：阿富汗人忌用。

（12）13、420：巴基斯坦人忌用。

2. 颜色禁忌

（1）黄色：埃及、埃塞俄比亚等国以黄色为凶丧之色，故花束忌黄色。

（2）绿色：日本及巴西人忌绿色，视为不吉利、不祥、恶兆。英国人认为绿色象征阴暗、反面人物之色。

（3）蓝色：比利时忌用，认为其令人不幸。

（4）红色：泰国人死后用红色写名字，故忌。法国人认为红色象征危险、警告、恐怖、专横。

（5）棕色：欧美人认为棕色是憎恶感，无耻凶残、贬义象征。

（6）白色：印度人认为白色象征不受欢迎,卑贱。俄罗斯人认为白色象征反动。

（7）花色：土耳其以花色为凶兆。

第九节　护士礼仪规范的管理与实施

一、护士职业礼仪管理

护士职业礼仪的管理,是护理管理者参与医院经营和质量管理活动中重要的部分,是全方位提高护理队伍优质服务意识、提高护理工作质量、提高病人对护士服务态度满意度的重要手段。

护理礼仪服务的规范化管理,不仅是护理人员对病人表示尊重礼貌的规范要求,更是以人为本,以病人为中心的认识升华,是医院中护士整体职业素质的养成,是责任心和专业服务水平的自然展示,是人文医院、人文护理的具体表现。

二、医院护理礼仪培训的步骤及实施方法

全员护理礼仪培训的目的：使护理群体达到较高的礼仪服务水平,塑造良好的团队形象和护士职业形象。

1. **全院全员普及培训**　全院全员普及培训,是做好护士礼仪服务的重点之一,是要进行持久、全员的普及教育。要使全体护理管理者和护理人员,具备礼仪服务理念,认同

礼仪服务的重要意义,热情学习、掌握服务礼仪的基本知识,并自觉地去遵从,而绝不是刻意、做作的追求形式。

普及培训可采取集中培训的形式,可外请护理礼仪培训专家,来院对全体护理人员,举办专题讲座培训班,以规范、标准的详细讲解、礼仪服务理念的宣传、形体的表演示范、形体的实做练习、观看教学片、情景模拟、讨论心得,学习和强化礼仪服务知识和沟通技巧。

2. **以点带面**　如选派人员参加全国、省、市的服务礼仪规范专业化培训,学成后制定详细的礼仪课程培训计划,对护理部选出的各科室护理骨干分批进行培训,制定并实施详细、严格的考核验收标准,培养出一支服务礼仪基本功过硬的示范小教员队伍,再以各科室为单位,以礼仪示范小教员为骨干,以点带面在全院各科范围开展培训,各科护士长根据护理部训练计划,监督并验收本科室培训成果,对在岗护士做出"无遗漏式"培训安排。

3. **考核验收**　由护理部统一组织考核、验收科室培训效果。理论与实际考试成绩列入年终科室考评总分。考核方式可多样化,以结合临床实际、现场抽取考题、情景演示为主,对仪表着装、仪态举止、语言规范、服务意识等进行综合评分,不及格者要进行补考。

三、护理礼仪服务的管理与考核

每季度根据科室满意度调查、病人投票、医护人员投票结果综合考评,选出"爱心病区"和"爱心护士"。病区予以挂牌,护士佩戴名牌,并给予精神、物质奖励。

对于发生护理纠纷、差错事故、违反医德医风规定、有病人投诉的病区或护士,经调查情况属实者,取消当年评选资格。

参考文献:

1. 黄建萍.临床护理礼仪.第3版.北京:人民军医出版社,2015.

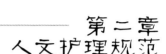

第二章
人文护理规范

第一节　人文护理的由来

人文护理是将护理与人文关怀相结合,美国学者Leininger认为:没有关怀就没有护理。美国护理理论家Jean Watson博士1980年提出关怀是护理的本质和核心,并且将护理与人文关怀相结合,认为其目的是帮助他人达到生理、精神、灵性及社会文化的健康。国务院2008年颁布的《护士条例》第十八条规定护士应当尊重、关心、爱护患者,保护患者的隐私。2014年《关于开展优质护理服务评价工作的通知》中强调对护士实施"人文关怀",维护护士合法权益,改善护士工作条件,提高护士福利待遇,创造护士良好执业环境。2015年《深化优质护理,改善护理服务行动计划》中进一步强调强化人文关怀意识,加强护患沟通。护士要增强主动服务和人文关怀意识,深化"以病人为中心"的理念,尊重和保护患者隐私,给予患者悉心照护、关爱、心理支持和人文关怀。

第二节　人文护理相关理论

一、人文关怀理论

人文关怀理论中最有影响力的是 Jean Watson 教授提出的护理人文关怀理论。她认为,护理人文关怀是一种主动关怀人的意愿、意识或责任,并在具体行动中体现出来的价值观和态度。她还提出了 10 个关怀要素,即建立人道主义—利他主义价值系统;灌输信心和希望;对自我及他人敏感性的培养;建立帮助、信任、关怀性的关系;鼓励并接受服务对象对积极与消极情绪的表达;系统运用问题解决方法做出决策;促进人际的教与学;提供支持性、保护性、纠正性的心理、社会、精神的环境;协助满足人的需要;允许存在主义、现象主义及精神力量的存在。

二、住院护士关怀模式

Watson 等人还基于其人性化关怀理论,结合住院医师和住院护士模型,创建了住院护士关怀模式(The Attending Nursing Caring Model, ANCM),其中护士的职责包括六点:①与患者或家属建立和维持一个持续的关怀关系。这种关系可能在住院前或住院时开始,并持续到出院后的随访阶段。②从患者的角度,全面评估其关怀需求和担忧,运用关怀理论指导评估关怀需求。③能评估主观和客观担忧的意义。④与患者或家属一起制订全面的关怀和治愈计划,并且协调贯穿于整个医疗护理计划中。⑤监督和确保全面关怀计划的实施,在某些情况下,直接开展与护理关怀 - 康复模式相关的治疗计划。⑥通过与其他护士、医生等团队成员的直接交流制订计划保证其连续性。另外,护士还负责书写关于延续性护理的全面指导。

三、以人为中心的关怀标准

美国临床护理专家 Paulen 等建立了"以人为中心的关怀标准",包含人性、家庭、权利、应对、选择和持续 6 大部分,每部分都规定了护理人员应达到的标准以及结局指标和过程指标。

人性部分的标准是人性化对待患者及家属,结局指标包括患者和家属表示:①他们被人性化对待;②护士用他们喜欢的称谓称呼他们;③他们的价值观和生活方式得到了尊重;④他们的权利得到了维护。过程指标包括护士:①评估患者 / 家庭的价值观 / 生活方式;②使用患者或家属喜欢的称谓;③鼓励患者营造个性化环境;④支持患者和家属的权利。

家庭部分的标准是视患者和家属为一个整体。结局指标包括患者和家属表示:①他们的关系得到护士尊重;②他们按照期望的方式参与照顾;③他们获得了需要的信息。过程指标包括:①护士清楚某个家庭成员患病对整个家庭的影响;②提供咨询或教育时将患者和家属共同纳入。

权利部分的标准是维护患者和家属的权利。结局指标包括患者和家属表示:①他们被人性化对待;②他们得到了想要的信息;③他们按照自己期望的程度参与决策;④无论接受或拒绝治疗方案 / 建议,护士都支持他们;

⑤个人信息保密性较好;⑥护士考虑他们的隐私;⑦他们能获得想要的资源。过程指标包括护士:①与患者/家属讨论他们的权利;②成为患者/家属的代言人;③评估患者/家属需要的信息/教育;④为患者/家属提供信息/教育;⑤让患者/家属按照自己期望的程度参与决策;⑥保护患者/家属隐私;⑦确保信息保密;⑧帮助患者/家属获取多学科资源。

应对部分的标准是尊重患者和家属的应对技巧。结局指标包括患者和家属表示:①他们对健康/疾病的适应得到尊重;②护士提供机遇来拓展应对技巧;③护士帮助他们使用支持系统。过程指标包括护士:①尊重患者/家属的应对技巧;②提供学习不同应对技巧的机会;③帮助患者/家属使用支持系统。

选择部分的标准是帮助患者控制生命和死亡。结局指标包括患者表示:①他们在医疗保健过程中被视为合作伙伴;②他们有足够的信息来决策;③他们的知情同意权得到保护;④他们改变生理和心理舒适度的要求被认真对待。过程指标包括护士:①视患者为医疗保健合作伙伴;②保护患者的知情同意权;③做患者的代言人;④让患者/家属参与计划,评价其症状管理水平。

持续部分的标准是促进持续关怀。结局指标包括患者和家属表示:①持续的健康/疾病照护与他们的价值观和生活方式协调一致;②他们有持续健康照顾所需的信息和资源;③他们与医疗保健系统人员建立了良好的关系;④他们知道有问题/疑惑时联系谁。过程指标包括护士:①与患者/家属合作确保持续健康/疾病照护个性化;②计划持续随访,包括丧亲咨询;③帮助获得社区资源。

四、健康照护模型

美国东岸南卡罗来纳州大学 Amendolair D 构建了健康照护模型。以 Swanson 的"了解、和……一起、为……做事、使能够、信任"五大关怀要素为模板,运用质性研究法得出了护理知识、给予护理和护理技能三大内容。其中护理知识包括能力、护理程序/评判性思维、真实的表达、关心、告知和解释、授权和自主、给予希望/专注于、成功;给予护理服务包括承诺、移情和同情、培育、尊重和尊严、护患关系、关怀存在;护理技能包括干预、个性化护理、关怀存在、触摸、倾听、响应性的沟通和交流。此模型教导了护士实施关怀的具体策略,具有较强的实践性。

参考文献:

刘义兰,杨雪娇,胡德英,等.护理人文关怀标准的研究进展.中华护理杂志,2014,49(12):1500-1505.

第三节　护士人文关怀能力评价

护理人文关怀能力是护理人员人文素养的重要组成部分,可以被视为临床护理人员的一种特殊能力。将人文关怀运用于临床护理技术操作过程中,与技术操作本身相比更能表达对病人的关怀,使其感受医院的温馨,体现护理服务质量,促进疾病的康复。

如何评价护士的人文关怀能力,国内学者李梁等运用德尔菲法初步构建了护理人员人文关怀能力评价指标体系,包括"人文交流能力、人文决策能力、人文行为能力、人文共情能力"4项一级指标,其中人文交流能力包括6项二级指标:①注重构建良好的沟通环境。②使用恰当的沟通技巧,合理使用语言及非语言沟通技巧,并善于倾听。③交流过程中态度和蔼、语言恰当,不使用专业术语。④沟通中能用关切的语言询问、解答以及关心病人及家属。⑤进行护理操作前后进行合理的解释。⑥运用沟通能力协调好病人及家属、医务人员之间的关系。人文决策能力包括5项二级指标:①准确执行医生医嘱。②能及时发现医嘱中存在的错误并及时纠正。③进行准确、完整、合理的护理诊断、护理措施以及护理评价。④根据病人疾病的急缓程度,使用首优原则进行处理。⑤急重症或是突发状况病人能及时采取准确的护理措施。人文行为能力包括6项二级指标:①从自身出发,规范自身仪表。②进行健康教育,要保证内容完整、准确、科学,并运用多种方式进行教育。③病人入院时,以礼貌、热情态度进行接待。④给予病人创造安静、整洁、舒适的住院环境。⑤进行护理操作时,注重保证了病人的隐私。⑥病人出院时,真诚地感谢病人及家属的配合。人文共情能力包括5项二级指标:①能够换位思考地理解病人及家属的需求并给予帮助。②对于不同病情病人应给予针对性的心理护理鼓励病人。③鼓励病人建立积极的应对疾病的信心。④发现病人负面情绪,并采取相应措施帮助其缓解或消除。⑤帮助病人建立病人间沟通机会,增加其恢复健康的积极性。

这些理论模型有助于我们深化对于人文护理内涵的认

识,同时还能指导护士的人文关怀实践,使抽象的概念和理论具备实践性和操作性,使人文护理的理念真正融入到护理实践工作中。

参考文献:

1. Leininger MM.Transcultural nursing:concepts,theories,and practices. New York:Wiley Publishing,1978.

2. Watson J.The philosophy and science of nursing.Colorado:Colorado Associated University Press,1985:23.

3. Watson J,Foster R.The attending nurse caring model:integrating theory,evidence and advanced caring-healing therapeutics for transforming professional practice.J ClinNurs,2003,12(3):360-365.

4. Paulen A,Rapp C.Person-centered caring.Nurs Manage,1981,12(9): 17-21.

5. 李梁,杨楠,任红,等.德尔菲法构建临床护理人员人文关怀能力评价指标体系.护理研究,2016,30(9C):3376-3379.

第四节 护理人文关怀管理

践行人文护理,要求护士在对患者的护理过程中,处处体现关怀之情。关怀提供者只有亲身经历关怀时刻之后,才能为患者提供真正的、更好的关怀。因此,不仅患者需要得到关怀,作为关怀的提供者,护士也需要被关怀。护理管理者通过关怀护士,可以缓解护士在工作环境中的压力,适时的排解工作中的疲惫、消极情绪,促进护士对患者、同事的关怀。使护士切实体验被关爱的感受,并将这种感受传递给患者,进而更好地践行人文护理,不断提高护理服务质量。在临床护理实践中,护理管理者可以通过培养自身的护理关怀素质,实施针对护士的关怀举措,提高护士的工作满意度,幸福感。再由护士,将感受到的关爱,通过每一项护理操作,传递给需要关爱的患者。护士也要通过不断提升自身的人文修养,将人文护理意识带入到每一项护理操作,对病人的每一句关心问候中。护理管理者还要通过营造良好的病房环境,来满足患者对于舒适住院环境的要求。

一、提升护理管理者人文素养

1. **加强管理者对人文关怀护理的学习与培训** 护理管理者需要不断完善自身对于"人文关怀护理"的理解与领悟,才能正确的解读有关人文护理的一系列举措。护理管理者可以通过举办人文关怀护理专题业务学习,提高护理管理者对人文护理重要性的认知;通过具体人文关怀护理案例,使护理管理者深刻理解 Watson 人性关怀理论的十大关怀要素,帮助管理者理解关怀要素如何应用。护理部还可以以 Watson 的《关怀护理学》为教材,组织全院护理管理者进行自学,并通过思想汇报、经验分享、人文护理研讨会的形式,进行学习成果分享。

2. **选派优秀护理骨干外出参观学习** 我国对人文关怀护理教育起步晚,目前尚未形成适合我国文化背景的相关人文关怀护理理论,而且国内绝大多数高等院校、医院缺乏对学术、临床护理人员的人文关怀护理教育与培训。在国外,早有学者开展关于"关怀护理"的理论与实践研究,且已形成一系列相关理论和较完善的"关怀教育"模式。因此调查显示,与西方国家的护理人员相比,国内的调查对象关怀能力较低。人的关怀能力不是与生俱来的,而是在环境与教育的相互作用下,通过自身不断的学习与社会实践逐渐形成与发展起来的。为培养护理管理者及各类临床护理人员的关怀能力,可通过选派护理骨干进行人文关怀护理方面的继续教育或者外出参观学习。通过不断的学习与领悟,将关怀能力内化成信念与价值的一部分。例如,医院可以派出护理骨干,到较早开展"关怀护理学"研究的医院进行参观学习。

3. 举办护理管理者人文关怀经验交流会 许娟等人的调查结果显示,不同职称、不同学历、不同科室护理人员的关怀能力之间存在较大差异。比如由于主管护师平均年龄大、工作时间长、在长期与病人的交流中积累了大量的关爱知识,具有主动关心他人的意识。随着学历增高,护理人员的人文素养不断提高,人文关怀能力也有相应的提升。在肿瘤科工作的护理人员,由于与病人接触周期时间长,因此更容易与病人建立一种良好的护患关系,能更好地发挥人文关怀护理的能力。三人行必有我师,因此,来自不同领域的护理管理者,对如何有效的践行人文关怀护理,有着不同的经历与心得体会。邀请优秀的护理管理者分享他们在工作中对护士实施关怀管理的方法与技巧,通过相互交流,进而促进关怀管理工作的持续改进。

4. 营造人文护理氛围 护理管理者通过对护士的人文关怀,逐渐在科室甚至医院内部形成一种浓厚的人文关怀文化氛围,不断拉近护理管理者与护士的距离。护理管理者对护士的关心和重视,使护士感受到领导对自己努力工作的支持与帮助,这也使领导与下属间以及同事之间的沟通更加融洽。通过营造融洽的人文护理氛围,增加了科室的凝聚力,以及护士对科室的忠诚度,促使护士在护理工作中,以更加乐观、积极、热情的态度去护理患者,使人文护理自然发生。

二、明确护理管理者职责,对护士实施关怀举措

1. 在工作中为员工提供关怀

(1)人性化排班:设置护士排班需求本,尽量满足护士的排班要求,并优先为有特殊情况的护士提供方便。

(2)秉持公平公正的原则,在发生纠纷时,明确是非,注重保护护士的合法权益。

(3)严格遵循医院护理部下发的奖金分配制度,保证奖金分配透明。

(4)建立"护士心理互助小组",定期开展护士情绪交流会。在交流会上,护士将工作中的心得体会或迷茫困惑进行交流,畅所欲言,运用集体的智慧,达到共同成长的目的。

(5)科室组织集体文娱活动,例如聚餐、旅游、唱歌等,达到放松员工心情,活跃科室气氛,提高科室凝聚力的目的。

(6)提高管理者沟通交流的能力　注意保护护士的自尊,对护士的工作多鼓励。如需对护士的工作提出指正,避免在大庭广众之下批评护士。管理者要以身作则,对各项护理工作不仅要言传,更要身教,处处做护士的榜样。

(7)合理安排科室布局,各类医疗用物科学放置,方便

护士工作时取放。

（8）管理者注意发掘每位护士的优势，顺势发力，充分发挥每位护士的长处与优点。

2. 在生活中为员工提供关怀

（1）统计每位护士的生日，为同月生日的护士，集体举办生日 PARTY，送上生日祝福。

（2）为夜班护士订早餐，避免护士晨起空腹工作。

（3）常与护士谈心，了解关心护士生活，帮助其解决生活中的实际困难，例如关心新入科护士的住宿问题，帮助其寻找合适的房源。

（4）设立睡眠日（sleeping day），下夜班护士不必参加科室业务学习，减少其往返医院的次数。

（5）管理者注重发掘、培养护士对人文护理行为的反思。科室定期举办"人文护理心得交流会"，通过 PPT 汇报的方式，将护士在工作中的人文护理行为用案例分享、经验总结的方式呈现出来，供全科室的护士学习。

三、明确人文护理中的护士职责

1. 加强护士自身人文关怀意识培养 在护理服务过程中，以往更多的是强调服务态度好，语气和蔼。但是单纯的强调服务态度并不能完全满足患者对于人文护理的要求。护士在向患者提供护理服务时，还应该注意到服务的地点和形式是否被患者接受。因此，管理者还要加强护士对人文关怀护理的理论学习，使护士了解人文护理所需要的方法与技巧，并将这些方法与技巧内化为自觉行为，运用到日常的护理工作中，并鼓励护士与其他科室的护理人员进行经验交流与分享，增强人文护理关怀服务意识。此外，护士在工作中还应做到经常与患者交流，了解患者需要，有针对性地为患者提供关怀措施。

2. 提升护士人文护理能力　护士的工作经验、人文素质对护士有效实施人文护理有着重要的影响。因此，护理管理者要重视对护士人文护理能力的培养，将人文护理的相关知识渗透到对护士的继续教育与在职培训中。同时，加强人文精神的宣传，鼓励护士通过各种途径学习人际沟通能力，对心理学、美学等相关学科有所了解，从而使自身综合素质得到提升。为提高护士与患者之间进行有效的沟通，护理管理者还可以将"如何进行护患沟通"这一论题纳入日常的护理工作程序之中，通过举办沟通交流课程、护患沟通研讨会等形式增强护士的沟通意识与技巧。

四、强化服务环境建设与管理

良好的住院环境可以使患者在住院期间感受到家一般的舒适与温暖。但是，由于科室每日出入院患者多，床位周转快，有时难以保证为患者提供一个安静、舒适、放松的住院环境。因此，护理管理者应与医院后勤做好沟通协调工作。例如在外科病房的手术日增派后勤服务人员，保证病房时刻保持干净整洁，出院患者床单位及时做好终末处理，新入院患者能及时得到安置。护理管理者还可以对病房进行简单的装饰，例如摆放有空气净化功能的绿萝、在墙壁张贴优美的图画，来营造温馨服务环境，以增加患者的心理舒适感。

参考文献：

1. 刘义兰,胡豫,彭笑,等.护理管理者对护士实施人文关怀的举措与效果.护理管理杂志,2014,14(3):219-221.

2. 刘义兰,杨雪娇,胡德英,等.护理人文关怀标准的研究进展.中华护理杂志,2014,49(12):1500-1505.

3. 罗静,李俊萍,黄晓莉,等.住院患者关怀体验的质性研究.解放军护理杂志,2014,31(15):9-12.

4. 许娟,刘义兰,罗健.护理人员关怀能力现状及影响因素调查.护理研究,2009,23(36):3306-3308.

5. Liu JE,Mok E,Wong T.Caring in nursing:investigating the meaning of caring from the perspective of cancer patients in Beijing,China.J Clin Nurs,2006,15(2):188-196.

第五节　人文病房建设

一、完美初印象——入院宣教

1. 入院宣教要点

（1）介绍医院规章制度,包括查房时间、探视时间、陪床制度、探视制度。

（2）介绍病室环境,作息时间,卫生间的使用,贵重物品保管安全注意事项,呼叫器的使用。

（3）宣传病室禁止吸烟,禁止使用明火,禁止使用外接电源,病人不能擅自外出。

2. 入院宣教之人文关怀要素

（1）识别患者的认知能力：了解患者及患者家属的文化水平及理解接受能力。根据听众的理解接受能力，选择适当的语言表达方式。

（2）观察听众反应：通过观察听众反应，查看患者是否已经理解护士所宣讲内容。经常询问患者或患者家属"您听明白了么"来确认宣讲效果。

（3）控制语速语调：为确保宣讲效果，护士在对患者进行入院宣教时，应避免语速过快，以防患者无法理解护士所讲之事；面对患者的疑问，护士需要做到耐心解释，避免因急躁导致的语气加重或语调升高，以防令患者产生心理压力。

（4）塑造优雅形象：患者刚刚入院之时，最先接触到的是护士。温和优雅的护士形象可以消除患者对于陌生环境的恐惧，缓解患者因疾病导致的焦虑压抑情绪。护士在进行入院宣教时，舒缓的面部表情，平和的语气，使患者感到接诊护士平易近人；整齐的着装，规范的引导，专业细致的解释，使患者感到护理工作的专业性，从而对护士产生信任，有利于塑造和谐的护患关系。

（5）多样化的宣教方式：为保证宣教效果，病房内可采取多样化的宣教方式，可通过发放宣教单或宣传手册，病房内安装电视，循环播放入院宣教视频，以确保有效的入院宣教效果。

（6）把握宣教时机：入院宣教在患者办理完毕入院手续，妥善安置个人物品之后进行。通过与患者沟通，了解患者入院后的检查治疗项目安排，充分尊重患者意愿，协调入院宣教时间。

二、医学小讲堂——健康教育

1. **充分评估,有的放矢**　护士对病人进行健康教育时,首先了解病人的文化水平、对所患疾病的认识、对病情诊断治疗方法的了解、对疾病起因和不良生活习惯的了解,之后有针对性的进行健康教育。

2. **换位思考,尊重患者**　任何护理措施包括护理健康教育都必须注意对病人以及病人家属的身心保护。换位思考,从病人角度出发,避免言辞激烈伤害病人自尊,避免直言不讳冒犯病人隐私,在护理健康教育过程中,"三思而后言",一言一行做到尊重患者,保护患者隐私。

3. **制定教育计划,选择合适的教育方法**　护士在进行健康教育之前,充分考虑病人或家属的特点,与患者或患者家属协调健康教育的时间,尊重患者意愿共同制定健康教育内容,根据患者或家属喜好,选择恰当的教育方法,例如开展健康教育讲座或者面对面示范。

4. **循序渐进,分阶段教育**　护士应根据病人的病情发展或健康人的身心发展不同阶段采取相应的护理健康教育内容。对病人进行健康教育之前,充分评估病人病情,根据现阶段病情需要,宣教相关医学知识。护士应避免短时间内为病人灌输大量专业医学知识。健康教育,应循序渐进,分阶段,分层次,对病人施教。

5. **创造轻松愉悦的学习氛围**　护士在进行健康教育时,努力打造轻松愉快的学习氛围,灵活安排宣教时间。宣教过程中,保持中肯的态度,认真倾听患者主诉,注意保护患者隐私。宣教内容要重点突出,掌握技巧,用通俗易懂的语言与患者沟通,避免使用医学术语。对药物副作用,患者病情严重程度的讲解,应注意把握尺度,避免使患者产生不必要的精神压力。

6. **效果评价,保障健康教育质量** 护士在对患者进行健康教育之后,还应评价健康教育效果如何。例如,病人及家属在接受健康教育之后,是否在对疾病的认知等方面有所改善,病人的病情是否有所转归,生活习惯是否有所改变。

三、解惑百宝箱——病情答疑

1. **认真倾听** 当患者向护士询问问题时,例如查看化验结果,各项检查结果,咨询病情转归,治疗方案,住院费用时,护士首先要认真倾听,明确患者问什么,避免对患者的问题答非所问。

2. **合理解释** 护士在回答病人有关病情转归的问题时,要遵循科学严谨负责的态度。避免给患者做出不恰当的保证和不负责任的承诺。

3. **有效沟通** 在患者提问时,护士不可突然打断患者,或者在交谈中突然改变话题。在与患者进行交谈时,护士应避免唱“独角戏”,例如过分表达自己的意见,主导交谈过程等。同时,充分考虑患者及家属的感受,避免连珠炮式的提问,引起患者反感。保证人际交流取得有效成果。

4. **态度平和** 护士在解答患者疑问时,应做到细致耐心,认真对待患者提出的每一个问题。避免对患者表现出不耐烦、轻蔑的态度,或者使用生硬、命令、教训式的语言。

四、康复指南针——用药指导

1. 详细解释,重点说明　护士在向患者进行用药指导时,首先向患者详细解释每种药物的疗效,并且重点说明药物的用法、用量以及不同药物的用药顺序。对于特殊药物,如降压药,应告知患者不可随意停药、调整药量;不同的降糖药,告知患者饭前服用还是饭后服用。对于首次就诊的患者,加强指导,确保患者充分理解各药物的疗效,熟记服药注意事项。

2. 耐心指导,加强监督　对于特殊患者,例如老年患者、文化水平低的患者,小儿患者,由于对医学知识的认知能力有限,护士应加强对此类患者的监督指导。例如加强对这类患者的巡视,监督患者的服药正确性与依从性。反复强调,解释各种药物的用法用量用药顺序,确保患者用药安全。

3. 丰富指导方式,确保有效的用药指导　病房自制服药指导手册,介绍本病区常用药物的用法、用量、服药注意事项,分发给入院患者。对于同时服用多种药物的患者,护士可以为患者列出服药清单,方便患者查阅记忆。通过多样化的用药指导方式,确保患者住院期间安全有效的服药。

五、明察秋毫——心理护理

1. 树立值得信赖的护士形象　护士端庄大方的仪表,沉着稳重的言行,熟练精湛的护理技术,可以给病人树立值得信赖的护士形象,给病人以亲切感与安全感,是护士取得病人信赖的基础。病人的信赖,是顺利开展心理护理的前提。

2. 尊重患者千差万别的心理反应 患者因所患疾病不同,会表现出不同的心理反应。对于不同身份、职位、病种的病人,护士应一视同仁,平等对待。为解除病痛,对于患者暴露出的各种心理矛盾,要在足够重视的基础上加以足够的尊重。护士应分析患者发生各类心理反应的原因,亟须解决的主要心理矛盾。研究化解患者不良心理反应的护理对策。避免同事之间谈论、嘲笑患者患病期间表现出的特定心理反应,注意保护患者隐私。

3. 明察秋毫,把握心理护理时机 有效的心理护理需要把握恰当的时机。同样的关心,如果时机不对,对患者来讲,就会变成多余的点缀。比如,刚刚得知真相的癌症患者处于否认期,此时任何的语言安慰都是无力的。护士默默的关心和理解胜过振奋人心的鼓励或劝解。不同的时期,护士应采取不同的心理护理方式,表达对患者的关爱与体贴。

4. 帮助患者树立积极乐观的生活态度 患者在患病期间,往往出现各种心理负担,例如升学问题,工作分配问题,婚姻问题,预后复发问题,遗传问题等等,常常会陷入痛苦的思索之中不能解脱。此类不良的心理问题,容易导致患者产生抑郁的情绪,严重者甚至出现自杀意外。护士可以用医学专业知识对疾病进行客观科学的分析,帮助患者理智的认识自己的疾病,或者通过分享同类疾病的康复案例,帮助患者树立战胜疾病的信心。帮助患者建立积极乐观的思维模式,树立健康向上的生活态度。良好的心理状态,也是患者保持健康,预防疾病复发的重要因素。

六、治疗通行证——催缴费用

1. 打好预防针　在患者刚入院时,告知患者及患者家属充足的治疗费用是有效开展各项治疗护理措施的前提。提醒患者及家属在住院期间,主动关注治疗费用是否充足,以免延误患者治疗。

2. 催缴费用应低调　护士在催缴费用时,应避开患者,将欠费事宜通知患者家属,这样可以避免治疗费用给患者造成的心理压力。同时,避免在人员聚集的病房催缴费用。应将患者家属单独带到病房门外安静的地方,将欠费事宜客观的告知家属。

3. 面对患者不满,耐心解释　家庭条件差,病情严重,花费高的患者,往往对治疗费用充满不解与怀疑。面对此类患者,护士尤其应做好解释,不可搪塞,不可厌烦。例如,护士可以为患者打印费用清单,详细解释每笔费用的去向,帮助患者打消疑虑。

七、安全保证书——劝阻患者离院

1. 做好入院宣教,取得患者配合　护士在为患者进行入院宣教时,告知患者住院期间应该遵守的规章制度,例如不准擅自离院,并取得患者及家属的配合,让患者做到自觉遵守医院的规章制度。

2. 营造舒适的住院环境　患者住院期间离院的原因之一是住院环境嘈杂,影响睡眠质量。因此,医护人员以及患者在病房内应避免喧哗,保持病房安静。尤其在夜间,及时督促患者熄灯休息。护士在夜间巡视病房时,也应做到走路轻、关门轻,避免惊吓或吵醒刚刚入睡的患者。

八、针尖上的舞蹈——静脉输液

1. **核对** 核对信息时面带微笑,语气自然,患者不理解配合时,从患者安全角度耐心解释。

2. **主动解释** 主动解释用药作用和注意事项,以及当天的输液总袋数和大约时间,遇到临时增加液体时,第一时间通知患者,同时安排好输液速度。

3. **患者特殊要求应对** 对于有特殊原因要求先输液的患者,如果是检查或治疗时间有特殊要求,护士应尽力满足,同时向同病室其他患者做好解释。如果是非正当要求,可以委婉拒绝。

4. **特殊患者加强固定** 控制力差的患者,穿刺时肢体容易剧烈回缩,影响穿刺。护士应提前评估,请他人协助固定穿刺侧肢体,确保穿刺顺利。

5. **穿刺失败时表达歉意** 穿刺失败后向患者及家属表达歉意,态度要诚恳。同时表达对患者痛苦的理解。第二针把握较低时请穿刺技术较好的同事协助,尽量保证第二针成功。

6. **妥善固定** 穿刺成功后,对于老年、儿童以及控制力较差的患者,加强固定,主动提供托手板妥善固定,防止脱出。

7. **主动提供帮助** 对于无陪护患者,静脉输液时将床头铃放在手边,根据患者需要协助将水杯及常用物品放在触手可及的地方。避免因过度活动,导致针头刺破血管,药液外渗。

8. 加强健康教育 做好健康教育,例如需要控制滴速的药物,浓钠、血管扩张药;需要用药后多饮水的药物,磺胺类药物等。

9. 准确按压,保护血管 输液结束拔针时,交代按压技巧及时间,确保按压位置准确。之前如果有皮下淤血,主动告知康复小技巧,必要时嘱医生开具药物。

10. 不断提升自身素质 主动学习最新的静脉输液规范及指南,更新知识,锻炼好穿刺技术,用精湛的技艺和丰富的知识服务于患者。

九、润物细无声——护理操作

1. 技术娴熟 熟练的操作技术是成为一名优秀护士的必备条件,娴熟的技术能赢得患者信任、减少患者不必要的痛苦。护士应不断提升自身操作技能,为患者提供更加优质的服务。

2. 充分解释取得患者配合 操作之前应首先以通俗的语言向患者解释操作的目的和大致过程,争取患者理解和配合。对于拒绝接受的患者,耐心询问理由,以专业的知识和良好的态度尽力说服患者。

3. 不配合者及时与医生沟通 患者不配合时,及时向医生反馈,争取从医生的角度进一步向患者解释。如果患者仍然拒绝接受,应尽力寻找替代手段或治疗。

4. 完备的知识与娴熟的操作完美结合 每个操作都不是孤立的,操作后要详细交代注意事项并观察患者的反应。例如为患者置管后要告知防脱管的注意事项,为糖尿病患者测血糖之后,可以宣教通过饮食控制与运动结合达到控制血糖的方法要点。通过完备的知识与娴熟的技术塑造护士的专业形象。

十、我爱我家——病房规格化

1. **帮助患者形成习惯** 从入院宣教开始,强调病房规格化的相关要求,例如床头桌物品摆放、限制陪人数量等,始终按照统一标准要求,便于患者形成行为习惯,减少思想抵触。

2. **以方便患者为前提** 以尽力为患者提供方便为前提,例如充足的储物空间,休息的椅子等,配合医院改进病房设施。

3. **语气委婉** 督促患者整理房间时语气委婉,避开患者进餐时间,站在患者角度思考问题,避免使用强制性和命令式语气。多使用肯定语气,例如"你的物品可以放到这里",减少否定句使用,例如"你不能……"。

4. **主动服务意识** 有主动服务意识,患者的被服被血迹、体液污染之后及时主动更换。为患者提供的被服应确保干净、完整;对于破损的被服,及时联系医院相关职能科室更换。给患者病号服时根据身材选择合适号码。

5. **多方协作** 监督指导保洁人员,每日擦拭桌面、地面确保病室整洁。出院患者床单位及时进行终末消毒。多方共同协作,营造干净整洁的病房环境。

6. **注重病室环境** 经常开窗通风,调节合适温湿度,促进患者舒适。

7. **科室文化建设** 加强科室文化建设,利用图片、宣传画等装饰物营造温馨和谐的环境,让患者感受到家的氛围。

十一、无言的爱——病情观察

1. **加强巡视**　按照分级护理要求,按时巡视病房,重点患者加强巡视,及时发现病情变化。

2. **掌握患者病情**　掌握患者病情以及熟悉可能出现的并发症,对患者有针对性地进行病情观察。

3. **告知患者有不适及时通知**　告知患者有不舒服及时告诉医生护士,住院期间会尽力解决患者的健康问题,避免出现熬、等、拖的心理。

4. **善于观察蛛丝马迹**　发现病情变化的蛛丝马迹时及时思考,不确定时找同事商量,及时通知医生,以免贻误最佳诊疗时机。

5. **与医生沟通信息完整**　与医生沟通病情变化时,应提供患者的相关信息,自己对于问题的初步判断以及建议,可以采用 SBAR 沟通模式进行交流。

6. **尽力提供心理护理**　出现病情变化时,首先保证患者生命安全,尽可能提供心理护理,安慰鼓励患者,消除患者担心、恐惧。

7. **解除焦虑患者思想负担**　患者和家属较为焦虑紧张时,容易对有关患者病情的任何风吹草动产生恐慌。护士应耐心讲解相关疾病知识,解除患者和家属的心理负担。

8. **提升自身素质**　通过积累典型案例、加强业务学习等,提升自身观察病情变化的能力,保障患者生命安全。

十二、默默守护——巡视病房

1. **内容全面** 巡视病房时应内容全面,避免走马观花。加强重点患者的病情观察。

2. **巡视病房与常规护理工作结合** 白天巡视病房时,择机进行健康教育,督促病房规格化等,将巡视病房与其他护理工作恰当结合。

3. **不影响患者休息** 夜间巡视病房应做到走路轻、开关门轻,避免影响患者。手电筒光线应柔和,避免照射患者面部。

4. **主动提供帮助** 巡视病房时发现患者夜间入睡困难、或者存在疼痛等表现时,应主动询问患者,提供帮助。

5. **确保病房安静** 遇到房间陪人多或有人大声喧哗时,应委婉提醒,保证病室安静,适于患者休养。

十三、团体作战——交接班

1. **医护交接班突出重点** 医护办公室交接班是为了交流患者信息,新入院、危重、手术、病情变化患者的相关信息应重点交接,突出有价值信息,避免遗漏重要信息。护士应语速适当,吐字清晰,避免按照模板生硬交接。

2. **床旁交接班全面** 床旁交接班应全面,避免走马观花,遗漏信息。交接双方共同查看管路、皮肤等情况,充分交接。

3. **亲切称呼** 进入患者病室前应先敲门,亲切称呼患者,避免直呼床号。

4. **保护患者隐私** 交接皮肤、管路等情况时应事先向患者解释,拉起围帘,保护患者隐私,只交接班双方查看,其他人员回避。特殊注意事项,如乙肝、HIV 或者其他敏感信息,应私下交接。

5. **接班者自我介绍**　接班者应向患者做自我介绍,嘱患者有疑问时及时告知接班者。

6. **观察患者**　交接班时应注意观察患者病情、精神状态、情绪等,给予相应护理。

7. **不当面讨论分歧**　交接班时如果发现疑问或分歧,应避开患者讨论,不应当面指责同事,避免破坏患者对医疗行为的信任,影响治疗依从性。

十四、小标本大学问——标本留取

1. **做好解释工作**　留取标本前,向受试者解释各项标本检测的名称、目的。例如,向受试者解释为何要做这项检测,它检测的内容是什么,以及医生期望从中获得哪类信息等。必要时还可告诉受试者这项检测将在什么时候,由哪位医护人员进行操作,以及操作需要的大约时间,从而取得受试者的同意与配合。

2. **细致周到的小贴士**　留取不同的标本,要求各异。例如告知受试者是否需要禁饮水,对饮食是否有限制或特殊要求。某些标本需要在特定的时间段留取,例如 24 小时尿蛋白。必要时告知其他禁忌,例如是否需要禁烟、禁酒。

3. **专业的指导**　有些受试者由于特殊原因,需要在家中留取标本。此时,护理人员应该对其进行专业的指导,告知其正确收集标本的方法,避免污染。

4. 心理护理以防焦虑　在留取标本时,可以告知受试者拿到检测结果的时间,对受试者的忧虑或提出的疑问做出专业、科学的解答,从而消除受试者不必要的紧张情绪。

十五、检查小贴士——检查指导

1. 及时了解医生开具的检查化验医嘱,进行检查前的详细指导,包括预约的时间和地点,是否需要空腹,以及其他注意事项。宣教时家属一同参加,结束后可要求患者及家属复述,以便检查掌握情况。

2. 借助工具进行检查宣教,例如发放给患者宣传页,录制视频在病区内播放,可供患者随时查看。

3. 介绍大致检查过程,消除患者疑虑和紧张情绪。用物通俗易懂,避免过多医学术语,可以借助画图或模型展示。

4. 检查前一并宣教检查后的注意事项,包括饮食,活动,症状监测等等。患者检查结束后询问注意事项的掌握情况。必要时再次重复宣教。

5. 护士应知晓检查带来的主要不适及可能的并发症,以便观察患者反应,更好地给予患者人文关怀。

6. 及时关注检查结果,根据检查结果适当开展相应健康宣教,例如对贫血患者进行饮食指导,教会肺功能差的患者进行肺功能锻炼等。

7. 患者询问检查结果时,不可拒绝告知或推给医生,以免影响患者对护士的信任度。对于确定的部分进行适当解释,避免武断地下结论。

8. 加强相关业务知识学习,与医生、检验科人员多沟通交流,用完备的知识和细致的关怀为患者提供更加优质的服务。

十六、为健康保驾护航——出院指导

1. 尽力做到延续性护理　出院指导并不是单纯指出院医嘱下达之后的健康教育,必须树立延续性护理理念,从患者入院开始,就要针对患者出院后可能面临的问题逐步分阶段进行健康教育,例如出院后的生活方式改变、康复锻炼、病情监测等。

2. 有计划、有落实、有评价　提前做好出院指导计划,根据指导内容和患者特点采用不同的方式,指导结束之后要检查效果,以便确定是继续重复还是转入下一阶段内容。避免信息单向传递而忽略了患者的掌握程度。

3. 把握患者心理特点　当出院指导不能被患者接受或者收效甚微时,要主动分析原因,是由于接受度问题还是其他方面困难,争取对症下药。

4. 建立伙伴关系　采取同患者讨论的态度,避免居高临下、颐指气使,拒绝指责。理解患者的处境,真诚帮助患者共同进步。

5. 提供出院后可能需要的帮助　对于患者出院后可能的需求提供帮助,例如专家门诊时间、预约方式、科室咨询电话等等。可以结合疾病特点设计知识手册,指导患者出院后如何服药、饮食、运动,设计表格帮助患者进行自我病情监测。

6. 确保科学性　创新健康教育的内容和方法的同时应做到科学性,征求相关专家意见,保证资料准确无误。

7. 尽量通俗易懂　减少专业术语使用,采用患者容易理解的语言,指导资料事先征求患者和家属意见,评估资料的难易程度。

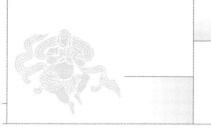

生命再次绽放

依然记得 8 月 15 日那一天的阳光特别好,暖暖的阳光照在小梓奥的脸上,让他看起来那么健康。今天是他进行造血干细胞移植后的第 90 天,他要出院了。看着一家人欢天喜地的样子,记忆又把我带回到几个月前。

梓奥今年 8 岁,是个倔强、活泼好动的小伙子,有一个 2 岁的小妹妹,一家四口过着平凡但是幸福的生活。今年 4 月份的一天,一纸诊断打破了原属于他们的平静生活,小梓奥被医生诊断为重型再生障碍性贫血。短暂的悲痛过后,爸爸妈妈带着他慕名来到了我们医院,准备进行造血干细胞移植。这是孩子重生的希望。移植配型结果:梓奥与妹妹所有指标全相合,并且血型一致,这无疑是最好的结果。可爸爸妈妈却兴奋不起来,因为妹妹欣怡只有 2 岁。让一个 2 岁的孩子捐献骨髓和干细胞,这让父母于心何忍啊……爸爸妈妈沉默了,看着病床上因为反复高热已经十分虚弱的儿子,看看怀里一脸无辜的女儿,到底要怎么好呢? 几天下来,爸爸妈妈熬瘦了,眼睛哭肿了,经过与医生的反复沟通,权衡利弊,最终决定由妹妹救哥哥……

　　梓奥住进了移植舱,开始了移植前的预处理,第11天,等待移植。要采集骨髓了,欣怡由姥姥抱着来到了手术室门外,当我们要把她接进去的时候,孩子死活不肯,拼命地哭,两只小手死死地抓着姥姥的衣服。眼看手术时间到了,我狠下心一把把孩子接了过来,孩子哭闹不止,哭得让人受不了。我只有强忍着眼泪把她紧紧抱在怀里。此时此刻,我这颗也已经做了母亲的心被孩子的哭声打碎了,见我要把她放在手术台上,她一把抓住了我的领子,救命稻草似的抓着,两只眼睛紧紧地盯着我,那种眼神是恐惧和无助,所以我只好俯身在手术台上陪她,直到完成麻醉。长长的针头准确地刺入顺利采集出骨髓!

　　第二天,外周干细胞采集。一切准备就绪。大概是被环境所影响,孩子又开始哭闹,我们拿出早已备好的玩具送给小家伙,趁着新鲜劲开始了采集。整个过程中我们的眼睛一刻不离的盯着监护仪和机器,看着孩子,不时地摸摸头、拉拉手,在场的每一个人的眼睛里都充满了疼惜和关爱。

　　骨髓血和干细胞顺利地输注到了梓奥的体内,孩子没有任何异常反应。在移植后初期身体虚弱,极易出现各种并发症。每天早上进舱,轻轻唤醒孩子,更换输液器、采血、测量生命体征,给孩子点眼、滴鼻,倒好漱口水,扶起孩子称体重测腹围,计数大小便。孩子胃口不好,不愿起床吃饭,我们就一勺一勺地喂,一句一句地哄。倒好温水,帮孩子擦身坐浴更是信手拈来。要知道每舱一次,都要穿上厚厚的隔离衣、袜套,所有的操作都要由带着消毒手套的双手来完成。终于,第21天,孩子各项指标正常,顺利出舱!看着灿烂笑容重新回到孩子的脸上,我们发自内心的高兴。一个多月的朝夕相处,早已把这个病人当成了自己的孩子,看着他的生命之花再次绽放,真的是由衷的高兴!

移植舱里实行的是 12 小时封闭式工作制,迎着初升的太阳,望着皎洁的月光。一个班上下来有时都去不了一次卫生间,喝不上几口水,就是这样来来回回的奔波于每个舱之间。移植舱里无小事,病人的诉求就是我们工作的指向。出舱前说不完的感谢,道不完的感激,还有临走时那深深地一鞠躬和再见面时的亲切,我们做到了,做到了人文护理!我们用自己的行动去践行"崇尚医学人文精神,做山东最好人文医院"的号召!

健康所系,生命之托,我们用最敏锐的眼睛,及时发现每一个细微的病情变化;我们用最灵巧的双手,驱赶病魔,走向生命的乐章,让每一个即将枯萎的生命流光溢彩;我们用自己的付出,呵护患者生命的再次绽放!

(孙 晨)

人文是什么

我始终记得2009年的那个夏天,一个特殊机会,我们一行七人,进行了为期一个月的培训。站立坐行、言谈举止、沟通服务、拼搏奉献,这些跟专业似乎没有直接关系的一切,却影响了并继续影响着我的人生,它带给我的益处的确不是用奖杯来衡量的。

那么人文是什么呢?

《辞海》中是这样解释的:人文是指人类社会的各种文化现象。抽象,我无法从定义里明白它的深意,却只能隐隐地感觉到"人文"一词的确包含了太多东西,像是黑夜的天空中闪烁的成千上万的星星,然而,有几颗在我看来最亮的星提醒我,这就是人文。

清晨

终于要进产房了,可家人不能陪伴,陌生、尴尬、紧张……门铃响起,产房的大门打开,一个阳光大气的女孩儿站在我的面前,穿着整洁的衣服,面带微笑地迎接我,跟我打招呼,突然间觉得亲切了许多,放松了许多。

凌晨

夜班,一如既往的忙碌。"出血多,快叫大夫!",由于出血较多,产妇的四肢冰凉,侯沙老师刚下台便跑过来,用双手捂住产妇的双脚,我抬起头,看到半夜都没吃上晚饭的她面色煞白,看我有些担心,她眼神里好像在告诉我说:别管我,先抢救产妇。我顺从她的意思回过身继续投入抢救中,只听另一位同事一声"侯老师!",她由于低血糖晕倒在地上,产妇好转,同事才得以腾出身扶起她去输上液体,想到我们自己的同事累倒蜷缩在地上的样子,突然觉得好心疼,这个工作没有几年的年轻人,这个在家里被当做宝贝的独生女,在工作中,却只能以一个助产士的形象坚强地存在着。

午后

妊娠28周的孕妇早产,宝宝出生了,评分几乎为零,大家立即展开抢救,十几分钟过去了,依旧是没有反应,那个脆弱的生命奄奄一息,作为老助产士的张敏护士长却不忍心放弃,她协助医生争分夺秒、奋力抢救,半个多小时的按压加通气……

心跳有了!呼吸有了!皮肤红了!哭了!辐射台前的张护士长高兴坏了,已经不记得她的面颊流下的是泪水还是汗水,只记得那个下午,她很开心。

七夕

浪漫的日子,在我们看来却有着另外一层含义。凌晨开始,产房便热闹非凡,二十几个待产孕妇需要监护,五个产妇同台分娩,夜班三人已经完全 hold 不住,夜已深,只能把家近一些的孙晴叫来加班,这个刚刚下了白班没有几个小时的年轻助产士,十几分钟的工夫就跑到科里投入工作直到早上,白天依旧热火朝天,护士长叫来三个老师加班,不论是忙着给孩子做早饭的妈妈,还是买好车票准备回家的女儿,她们毅然克服了困难,选择了付出。一天下来,23个产妇自然分娩,11个产妇剖宫产,34个宝宝在助产士妈妈的呵护下平安出世,天又是早已不等人的黑了下来,产房也渐渐安静下来,九点多钟大家才陆续离开科室,疲惫在此刻却难以掩盖全科人努力过后的满足,突然那句"累并快乐着"荡漾在每个人的心间。

虽然我们的工作既辛苦又劳累,可它却和千百万人的命运息息相关;

虽然我们的工作既平凡又普通,可它却和千百万人的幸福紧密相连。

她把疼痛的感受嫁给你,请用温情去轻轻地偎依,

她把滴血的伤口暴露于你,请用那智慧的情思来接补——,

她把生命的啼哭交付于你,请用爱心去稳稳的托起。

是的,唯有这里的哭声是世界上最美的,这是荣誉,更是责任,我们努力追求并用心实践着的:

是温暖的笑容背后流露的礼与尊敬;

是优雅的举止背后绽放的美与和谐;

是亲切的言语背后体现的暖与关怀;

是无私的奉献背后讲述的爱与伟大!

此时此刻,"人文"一词在我心里清晰了许多……

（程　雪）

播撒真爱，温暖人心

人们常说，护士是最美的白衣天使，而我却一直认为自己是一位白衣战士。多少个白天，我们战斗在挽救生命的第一线；多少个夜晚，我们与病人一起面对死神，跟病魔抗争。在千佛山医院这个温暖的大家庭里，我慢慢地成长起来。懂得了对生命的尊重，懂得了护士这个职业的真正价值。"白衣天使"不仅仅是一种称呼，更是一种责任。我们是医生医治疾病的臂膀，更是守护在病人身边，用爱缝合病人身心创伤，解除病人痛苦，减轻焦虑与恐惧，带来快乐和希望的依靠。以前，我还没有很深的体会，直到那一次的到来。

2015 年年底，医院查体时，我的钡餐检查结果疑为食管占位，原本就吞咽不太顺畅的我，因此背上了沉重的思想负担，临近春节，望着人渐稀少的病房和欢天喜地忙过年的人们，我没有感觉到任何节日的快乐，反而因吃什么吐什么，心情糟糕到极点。终于熬到正月初七住进了胸外科，做胃镜、喝遍所有的造影剂，最后确诊为食管裂孔疝，于是准备手术。虽然我是一名医务工作者，但开胸手术这样的大事轮到自己头上时，内心深处仍存在着巨大的恐惧和无助感。

临进手术室之前，我的手脚因紧张害怕而不听使唤，是谢护士长来到我的身边，用她那温暖的手紧紧地抓着我，给我注射术前针，拍着我的肩膀鼓励我，并且告诉我只要上了麻醉就不会有感觉，一觉醒来，就万事大吉了，我们温护士长也一直陪伴"护送"我进入手术室……此时的手术台是冰冷的，但手术室护士和麻醉师用他们的双手和笑容温暖着我，使我安安心心地将自己交给了他们。手术非常成功，但术后因刀口剧烈疼痛，我拒绝做咳嗽动作，是鹏鹏护士每天不厌其烦地来到我的床边，帮我捂住刀口，鼓励我正确咳嗽，促进肺更好的复张。就这样在胸外科医生护士的精心治疗和护理下，在同事们的爱和鼓励下，我在术后一个月时间内迅速康复，重返工作岗位。

大病过后，我有了新的感悟：随着医疗技术的发展，病人不仅需要高超的医术、舒适的环境，更需要的是被理解、被关心、被尊重、被爱护……我们护士的服务对象首先是"人"，其次才是"病"。因此，护理工作要以人为本，为病人提供最温馨的人性化服务。

不久，我们科室住进一位大面积脑梗死的男性病人，只有56岁，言语不清，肢体活动不灵。在上有老下有小的年纪里患上这样的疾病，他深受打击，情绪极为低落，自暴自弃，拒绝任何治疗和康复锻炼。看到这一幕，我想到了自己生病时那无助的心情，我要和他先"交个朋友"，帮他解开心结。我除了更加细心地做好本职工作外，更注重的是用心和他沟通。我说："一家人在这里没日没夜地照顾您，你们家阿姨接连好几天都没合眼，我们医疗和护理也尽最大的力量帮助您，都是希望您尽快好起来，因为您是一家人的精神支柱！我做了个开胸手术都没掉一滴眼泪，咱们要比一下谁更坚强！"我充满关爱的话语感动了他，从此他把我当做亲人，什么事情都先来征求我的意见。在我的鼓励下他积极地配合康复训练，进步非常快，并且树立了完全康复的信心。出院和我道别时,他竟然掉下了眼泪,我知道,这里面包含了对我工作的肯定,感激与不舍,这是对我最大的褒奖。

在医院这个特殊的环境里,我们在无数个日夜交替里感受着生命的脆弱,每天都做着平凡而重复的护理工作,大到抢救,小到整理病床,甚至一句句简单热情的问候:"爷爷,您昨晚睡得怎样?""阿姨,吃早饭了没有?",都拉近了我们与病人之间的距离。我知道,我们的工作辛苦而崇高、平凡而伟大。在今后漫长日子里,让我们用自己的心去播撒爱的种子。去爱、去温暖你身边的每一位病人,让他们因我们的真挚付出而开出灿烂的生命之花!

(孙 芳)

让生命与生命更近些

今天的演讲从这样一个小故事开始讲起：

有一位年轻的小伙子，身患尿毒症，漂亮的未婚妻也离他而去，抑郁，痛苦，接连的打击使他一蹶不振，每次来透析室都沉默寡言、郁郁寡欢。细心的陈老师发现了，一直默默地关注着他。一次透析临近结束时，他发生了严重的低血压，面色苍白，大汗淋漓，神志不清，经过及时抢救，血压恢复了正常，但他却哽咽了起来，最终竟然失声痛哭，陈老师见状立即走到床前，安慰他。也许是护士的耐心与真诚打开了小伙子的心结：他向陈老师诉说着自己的种种遭遇与不幸，感叹上天对自己的不公平，甚至想过要放弃生命……陈老师一边认真地倾听，一边安慰与鼓励他，直到他情绪转为平静，最后还亲自把小伙子安全送回家中。之后，陈老师时常电话询问小伙子的情况。慢慢地，小伙子变得开朗起来，他积极地接受治疗，以平和的心态面对生活。几年之后，又一次收获了自己的爱情，开始了幸福的婚姻生活。

这是一个普通的故事，却体现着深厚的人文内涵。护士用自己的爱心读出了患者的微妙情感，并尽心尽力地维护着患者的自尊与自信。

现在随着医学模式的转变和整体护理的开展，患者的主观感受在护理中的地位越来越突出。"以人为本，以患者为中心"，关心、关怀、照顾患者成了护理工作的核心理念。在优质护理服务不断深化的今天，人文护理变得尤为重要：护士将获得的知识内化后，自觉地给予患者尊重和同情，给予更多的情感付出和精神呵护，寻求与其情感上的共鸣，尽可能人道地满足患者身体、心理、社会以及精神方面的需要，这就是人文关怀。

在维持性血液透析的患者中，有小到五六岁的孩子，也有90多岁的爷爷奶奶，孩子们不能尽情地玩耍，随意地吃零食；爷爷奶奶们也不能像其他老人一样安享天伦之乐。每天吃多少盐、喝多少水，都需要得到严格的控制，他们一旦被确诊为慢性肾衰竭，疾病发展到后期，就需要靠血液透析来维持生命。但是儿童和老人们所承受的痛苦会更大，面临的困难会更多。

一提到血液透析，大家最害怕的就是打针了，每次都需要长2.5厘米的钢针扎进他们的血管。碰到老年人和孩子我们有时便会是一筹莫展。因为自身血管条件差，又经过长年反复穿刺，就更难找了。但是有的时候他们反而会反过来安慰我们，小朋友会说："没事阿姨，我不怕疼!"老奶奶会说"孩子，不着急，打就行，疼点儿没关系的"……就是这样一群可爱的人，在面对疾病的折磨时，也会问到我们一些问题，"我为什么会得这个病呢?"，"我的病能治好吗?"，"我还能活多久?"。虽然到现在，我都一直无法肯定的回答他们，但我希望，即使这是一个终身疾病，即使他们一辈子都摆脱不了血液透析，即使他们不知道自己的将来是个什么样子，但我希望，我们依然可以努力尽我们所能，让他们以后的生活里，多一些温暖，多一点笑声。

作为山东省血液净化的主任委员单位，科室占地面积4500平方米，现拥有透析患者300余人，每年完成约4万人次的透析治疗。在保证高品质透析质量的同时，我们还为患者提供了优美舒适的环境，人性化的服务，处处营造家的氛围。先进的透析排队打卡机，生机盎然的绿色植物、鲜花，无一不让患者感受到温馨，体会着温暖。很多病人是独自来的，没有家人陪伴，当他们渴了饿了，我们就是他的家人，热心地为他们热饭倒水。当他们情绪低沉时，我们责无旁贷地成为了他们的心灵指南针，安慰他们、鼓励他们。都说医生和护士是一个离生命最近的职业，我们用我们的专业知识，尽一切所能地治疗疾病，在减轻他们身体病痛的同时，我们也用我们有限的能力，带给他们更多的温暖。

医学是冰冷的，生死也是冰冷的，但是我们可以为这些冰冷赋予人性的温暖。有一张照片记录的是杭州广济医院的院长梅藤更先生，在每日例行查房的时候与一位小患者相互行礼的样子，照片上的两个人一长一幼，一医一患相敬相亲。对我，你给予最大的托付和尊敬，而对你，我给予毫无保留的照顾和关心。我想，这应该就是它所赋予的意义。让生命与生命更近些，让爱传得更远些！

（王丽丽 韩 敏）

ICU情暖人心，千医护理显人文

一扇大门，连系着亲情，里面是至亲之人，外面徘徊着忐忑的心。

一间房子，寄存了希望，里面争分夺秒抢救，外面心急如焚期待。

ICU的日常，复杂繁忙，却充满希望，斗志昂扬。

在这里，人文护理，就是尽情演绎，白衣天使的善良。

ICU曾经收治过一位患者，我们都叫她小涵涵，3.5岁，车祸外伤，导致双下肢严重损伤，伤口可谓惨不忍睹。更加令人同情的是，涵涵的妈妈因为这次车祸，失去了一只手臂，爸爸的小腿骨折。全科人看着不幸的一家人，无不怜悯叹息。甚至，大家自发组织捐款，为涵涵筹集医药费。你50元，他100元。在ICU的带领下，全院职工都为涵涵的治疗费贡献过一份力量。病床上的小涵涵，表情呆滞、痛苦。幼小的身躯，饱经摧残，刺激着所有人柔软的心。每当回忆这一切时，脑海中总会再现一幅画面，令我热泪盈眶。画面里，有病重的小涵涵，还有病床边守护她的护士。每天中午，涵涵的责任护士，先从门外接过家人给她送来的蛋羹，趁热喂给涵涵，边喂边帮她拭去嘴角流出的口水和蛋渣。这时的涵涵，异常的乖巧，不哭不闹，努力咽下每一口蛋羹。两个人就这样静静的，不讲一句话，却感动所有人。这样的护理，很千医，也很人文。

在这里，人文护理可以是一束同情的目光，望向忍受痛苦的患者。虽然，病人都有气管切开或戴着呼吸机无法讲话,但他们的心灵之窗从未关闭。ICU 的患者,需要的不仅是优质护理,更多的是对患者隐私的保护,尊严的维护。在这里,人文关怀显得尤为重要。

在这里,人文护理可以是一句暖人的话语,安慰一颗绝望的心灵。虽然无法用语言与他们沟通,但是,只要患者的听觉尚存,暖人的话语便有一份治愈的力量。我们的语气尽量柔和,用词尽量得体,每一句话,都不忘记带上谦卑与尊敬。这是对 ICU 患者最基本的尊重。我们可以是女汉子,但是在患者面前,一定化身软妹子,为患者送去最温暖的关怀。

在这里,人文护理还可以是慎独。在别人看不见时,依然严格遵守操作流程。在 ICU,没有家属,似乎少了许多双监督的眼睛。所有的护理操作,对我们有了更高的要求。接触不同患者前、加药前,有没有严格执行手卫生? 口腔护理,合格么? 我们经常自问,我们合格么? 值得自豪的是,这里的每一位兄弟姐妹,都可以成为行业的标杆,道德的楷模。大家对待工作一丝不苟的工作作风,深深地影响了我,来到这里的短短四个月,便已熏陶了一身的浩然正气。我们用一身正气,践行人文护理。

如果不能增加生命的长度,那我们就要努力增加生命的厚度。文化,不仅仅是一个国家的软实力,也是一家医院每个个人的软实力。一位医者,如果不曾意识到医学力量的有限,便无法在生命面前谦卑谨慎。悬壶济世的医者,不仅需要妙手回春的药方,还需要厚德载物的胸怀。专业技术是医护人员安身立命的基础,而高尚的道德情操,则赋予我们一个更加宽广的胸怀,让我们有肚量去包容别人无法包容的丑恶,让我们有力量去化解别人无法化解的矛盾。

有一种温和,大概是看着他们愠怒的脸庞,报以无言的微笑;听着喋喋的指责,报以平静的聆听,然而,心中波澜不惊。之后依然为他们翻身,清洁,无怨无悔。棱角,或许不再是善变的情绪与张扬的外表,执着的信念,坚持正义,尽职尽责,问心无愧,才是不能被磨平的棱角吧。

平凡与忙碌,是我们工作的主旋律。在这里,多年如一日的坚守,忍耐千篇一律的疲惫。因为有信念与责任,从未选择离开。我们都还年轻,却已看过许多生老病死,悲欢离合。足不出院,就已走过万里长征。无数的夜晚,我们守候到黎明;无数的节日,我们奔波在路上;无数的风景,我们错过在春天里;无数的日子,我们在这里度过。然而,所有人都不曾后悔,青春的日子里,有这许多的故事经历。这群人的过往,没有跨过大江大河,没有去过许多地方。然而,却在生命与生命之间,架起桥梁。我们是生命的卫士。这样的青春,低调却也辉煌。

幸运,自己走在这片希望的田野,欣赏着沿途的风光。偶尔有泪洒下,温暖却不悲伤。感谢青春,带我来到这个地方,看生命,美丽的模样。

（邓传耀）

点燃心中爱的火苗

伴随着朝阳与浓浓药液的味道,清晨九点的病房又开始了日复一日的忙碌,我们已经渐渐喜欢上了这种热闹而又有活力的氛围。刚工作不久的一天,我与往常一样重复着工作,推门进入了一个房间。25床宝宝的妈妈,孩子是叫什么名字啊,我们开始输液吧,孩子是个准备做人工耳蜗的小女孩,甩着凌乱的发黄的小短发,嘴里支支吾吾不停念叨些什么还不停比划给我看,似乎并没有在意我前来的目的,也并不理睬我的行动。我说:孩子,把手给阿姨。同时向她伸手示意把手给我,她依然不理睬我。我想孩子并不是第一次打针,并且六岁了怎么能不明白,庞大的工作量让我失去了耐心,我直接把她的手拿了过来,奇怪的是孩子顺从了,似乎眼里很失望。走出病房门以后,当我收拾东西的时候她妈妈过来说,孩子还不怎么会说话,她给你比划是怕你辛苦,让你坐下喝点水,歇一会再工作。我愣住了,是我的不耐心给原本脆弱的孩子带去了与人沟通的挫败感,至今我无法忘记孩子的目光,让我想到我做护士的初心是什么,是不是在繁重的工作中丢了什么。刚入医院的我们,原本想着戴着天使的帽子,本着救死扶伤、爱护妇孺老人的愿望,心里的博爱与迫切奉献的一腔热血似乎能装下整个世界。而今的我们都做到了吗?

在科室飞速发展,工作量与日俱增的同时,我们是不是该静下心来去想想,我们到底应该拿出怎样的一种态度去关注、关心他们。人文护理首先要立足科室,科室是我们与病人朝夕相处的地方,我们的一言一行都应该体现着我们所追求的护理精神。我们是儿童病区,所服务的人群有一定特殊性。儿科又叫哑科,一些疾病为其带来的痛苦要通过我们的仔细观察方能知悉。小孩爱哭爱闹、活泼好动,无形中给我们增加了很多工作量,我们仍用加倍的耐心与爱心去照顾他们。在我们的悉心护理下,疾病的痛苦一丝丝褪去的时候,他们总会露出最纯真的微笑。

　　2015年大年三十这天,是个忙碌的一天,科里收了11个小病号,白班的姐妹们一直忙到晚上九点多,刚刚换下工作服,接到儿科急诊电话,有位气管异物的小宝宝急需行纤维支气管镜,让病房做好术前准备。怎么办?做支气管镜的李平老师正好休息。护士长一边准备用物一边拿起电话:"给平老师打电话,抢救孩子重要"。平护士二话没说,扔下还没包完的年夜饺子,披上外套,三步就出了家门。冬天的夜太冷了,雨与雪就着冷风在地面上结成了晶莹润泽的水晶,护士把电车的手柄拧到底,焦急的火已能抵挡寒风,一个急拐弯重重地歪倒在了路边,车轮还在不停地转动,护士的右手臂与下颌部也透出了血迹,已经顾不得那么多了,立刻爬起来继续赶路,因为在她心里知道有个呼吸困难的孩子在挣扎着等待她。不是每一个人都可以把别人的生死看得那么重要,但是只要是医务人员就有救死扶伤,有我们身边的病人一定不能有事的信念。以前在学校的我还不能体会这是一种对职业怎样的热爱,工作后我懂了,这是医务人员的本能,是像父母爱护孩子一样的本能,我也很有幸成为这其中的一员。从她身上我能看到一位老护士几十年如一日地对孩子、对儿科的热爱,对护士职业的尊重,没有推辞、不打折扣的付出。我似乎对"以人为本,敬爱生命"这个词又有了新的认识。

在伦敦街头竖立一座女士的铜像,她就是近代护理事业的创始人——南丁格尔。她曾说过:"要使千差万别的人,都达到治疗与健康所需要的最佳身心状态,本身就是一项最精细的艺术。"著名诗人朗弗罗这样说过:"你手提一盏油灯,脚步轻轻穿过一个病房,另一个病房。巡视的目光,如跳动的火苗一样,燃烧着关爱、细心和责任。"我们前辈能做到如此,作为后辈的我们应该更加努力。作为一名年轻的后辈,我愿点燃心中的爱与火苗,为每一个病痛中的孩子带去温暖与希望。

(马宗敏)

爱 和 同 情

我是一名护士,而我的父母都是地道的农民,在我即将踏上工作岗位时,父母曾告诫我:"生病的人都不容易,千万不要给他们脸色看,否则你就不是我的女儿。"怎么样,是不是觉得他们很朴实?

但我更在意的是他们说出这样的话,背后更深的原因就是对医院现状普遍的不认同,而他们一定曾经感同身受,他们改变不了别人,只能叮咛他们的女儿。当我怀着满腔热情决心要做一个温暖善良的护士的时候,却发现身边的老师们早已在这样付出,她们技术精良、微笑服务、从容镇定又谦逊有礼,我为自己感受到的、看到的、深深骄傲,在潜心前行中默默被感染,我们提倡人文,而好的人文不正是要感动自己、感染患者、感染团队吗? 这时候我想对父母说一声,爸爸妈妈,我在努力,我们都在努力。

说到这里,我想给大家讲一个我工作中的故事。

我们儿童保健中心可以针对智力有问题或者怀疑有问题的孩子做诊断性智力测试,今年六月份的一天,来了一个八九岁的小女孩,一进门非常有礼貌,我在心里暗暗祈祷,希望不要有大问题,然而在测试的过程中,女孩表现得非常不理想,期间她也一直反复地问我:阿姨,我做得好吗? 因为不能影响到她后面的发挥,出于职业习惯,我反射性地回答:挺好的,孩子。突然,她说了一句:阿姨,如果我做得好的话,你能出去告诉我的爸爸吗? 因为他如果知道我做得好,他会很开心。那一瞬间我百感交集,没能克制住自己的情绪而泪流满面,后来颅脑 CT 证实,小女孩先天性脑白质发育不良,最后诊断是中度智力低下。

故事讲到这里,相信在座的各位心里一定都有所触动,尽管孩子不聪明,但是却有一颗善良、孝顺、努力的心,大家猜猜我后来告诉她爸爸了吗？对不起,我没有。因为我不知道该怎样将这样一个结果告诉她的爸爸,也许那一刻我的内心不够强大,因此每当想起这件事情,我内心总是煎熬的,我总是在想如果再给我一次机会,再给我一次机会……最后我给这个孩子的爸爸打了一个电话,说明了经过,电话那头一个大男人哭得像个孩子。

自己当了妈妈以后,才懂得能有一个健康聪明的孩子是多么不易的一件事情,尽管我做得并不多,但至少我应该让这个爸爸知道,这个女儿尽管先天不足,但很努力,很善良。

21 世纪的今天,医学突飞猛进,然而医学再发达,有多少疾病我们并无力改变,我们只能试图延长、改善他们的生命,却改变不了必然的结局。我们只能减轻他的痛苦,却无力恢复他的健康。所以,当别人在黑暗中前行时,而你恰好手中有一盏灯,请靠近一点,再靠近一点,请让他们感受到光亮和温暖。

一直喜欢一句话:爱在左,同情在右,呵护生命,守护健康。之所以喜欢这句话,是因为觉得这就是对护理工作真谛的最完美诠释,它告诉我们每一个生命都是血肉之躯,都值得用爱和同情去宽慰,这样我们才称得上是天使!

工作中也有不被理解的时候,但是我始终没有放弃,因为未曾忘记初心。我经常问自己还记得为什么学医吗？不是多么高尚的理由,只是觉得天使很美。还记得第一次学着给婴儿打针,听到哭声难过地躲在角落里哭了好久的你吗? 还记得小朋友抱着你不肯撒手,感动哭了的你吗?

我们是医者,是某种意义上慈悲的代名词,也应该是最有人情味儿的职业,我们在平淡的日子里忙碌,却在平凡中见到幸福,在慈悲中获得感动。

我想人文也许并不复杂,只需要更加用心,它不是一句口号,而是发自内心的一种情怀——赠人玫瑰,手有余香。

最后愿世间少病痛,愿人间多安康。

(王 伟)

我 愿 意

斗转星移,寒来暑往,如今我在护士的工作岗位上已耕耘了整整十几个年头。我常念起诗人泰戈尔的名言"世界上最伟大的人有三种,教师、医生和母亲"。我不是医生,但我走进手术室,伴在医生身旁,与"伟大的人"共同完成一台手术,我同样感到我使命的伟大——因为我是这支救死扶伤团队里不可缺少的一员,因为我是医院的一名绿衣战士,因为我身旁有甘为千佛山医院奉献一切的我的领导和我的兄弟姐妹。

关于对人文的理解,我认为首要的是有人文理念与底蕴。我们要打造山东省最好的人文医院,这种理念深深扎根在我们每一个人心里,突显在医院的每一个角落。大家一定记得我们的医院精神:仁爱、严谨、务实、创新,大家一定不会忘记千佛山医院人的理念:尊重患者,敬畏生命,用心做事,把每一个诊疗流程都做成精品。咱们医院的精神和理念不是就满满的承载着"人文精神"吗!

其次,我们要有人文情怀。作为我们的本职工作首要的就是要有丰富的理论和娴熟的技能,这是保证质量的前提,也是人文精神的要素之一。山东省千佛山医院先后与93家医院建立了合作关系,走出了集团化建设的路子,我们必须跟上医院持续、快速发展的步伐。所以我们要不断地强化专业发展,提升个人素质,丰富人文情怀。

近几年,在护理部的号召和护士长的带领下,手术室开展了很多人文举措:比如,为了武装我们的专业能力,几年以来雷打不动的每周二、五早 7：30 进行业务培训；针对科室设备多的特点，专设人员管理、协调安排使用。为了保障每一台手术顺利进行，今年专设供应岗位一职，负责当日所有手术所用的器械、设备、耗材的供应；为了减轻手术患儿的恐惧感，在患儿进到手术室，麻醉开始前，由家长陪伴；为了术中需要照射 X 线的患者，护士长将淘汰的铅衣修剪成铅片，用于遮盖保护患者腺体部位；为了全方位地为患者保暖，除了使用加热毯，还专门为截石位患者制作棉裤腿。对待科室人员更是关爱有加，无论是科室人员还是家属、保洁人员生病了，护士长都会去看望几次，亲自为他们炖汤熬药，甚至几次整夜守护我们；护士长很心疼我们的医生，针对手术医生不能按时吃饭的特点，科室特意准备了巧克力、牛奶和点心，为老专家还准备了老花镜；因为有时会有手术医生带病完成手术，我们还准备了胃疼药和退烧药；我们手术室工作的阵地，除了在医院固定的手术室，还有移动的工作场地：外出取器官，有时是在其他医院手术室，有时在救护车上，而且这个任务都在晚上完成，不管几点，不管派到谁，都舍小家顾大家出色完成。2016 年的 7 月 12 日，我们科的许延栋，为了心脏移植的患者，连续 48 小时处在工作岗位上，连续 2 个晚上冒雨出发。

　　我永远忘不了：那一年那一天的下午，突然接到家里的电话，母亲已经住院持续 2 个月了，医生告知我的哥哥姐姐，母亲病危，哥哥姐姐给我说，应该尽快回家看看母亲。当时我们手术室有 2 位同事因肺炎住院，科室人手紧张，又有一位心脏大血管病人需要立刻手术抢救。一边是我病危的母亲，一边是需要我的病人，我没犹豫，我选择了后者。

当这一台手术结束时已是凌晨 4 点钟,天亮我赶回老家时,母亲去世了,我作为一个儿子,母亲想见我最后一面的心愿也没有实现。但我的家人没有埋怨我,他们知道,我做了一件我该做的事情,我完成了一项我本职的工作。

朋友们,世界上最宝贵的是什么? 毫无疑问是生命! 我们护士的职业就是挽救千百万人的生命,用浓浓的爱去温暖病人的心灵! 我感谢我的职业,是它让我知道如何平等、善良、真诚地对待每一个生命,是它让我理解了活着就是一种美丽! 在付出艰辛的同时,也分享着他人获得生命的喜悦。当我回头时,看到的是生命的欢欣与蓬勃,我庆幸,我能如此地贴近生命去触摸、聆听、感悟! 此刻我最想说的一句话就是:我骄傲我是一名医院手术室护士,所有的所有我愿意……

（马玉龙）

大方向与小日常

在我们健康管理中心有一个名为"健康之家"的微信群,科室的每一点动态、医院的最新指示、最新精神都在这里第一时间发布,大家利用休息时间共同学习。其中采访孙院长的一篇报道"做山东最好的人文医院"在我们的微信群里引起了热议。紧接着科室提出了"健康管理中心创医院最好的人文科室"的工作目标。大家自发的在群里献计献策,你一言我一语地讨论着。有的同事说:"人文科室应该从细节做起,体现在点滴工作当中,一个真诚的微笑,一句暖心的问候,一把有力的搀扶,都可以体现人文关怀,从我做好,才能彰显大医的风采。"也有的同事认为:"健康管理中心是一个协同各科室、并要统筹合理安排医院资源的科室,我们每天都要与诸多兄弟科室协作和沟通。我们之间相互理解、密切配合才能更迅速、顺利地完成工作。这也是人文医院的一部分。见到每一位医生、护士都能亲切真诚的问候交流、相互信任,这不仅能拉近各科室之间的距离,工作起来更加默契,前来体检的人也会感受到我们是一个充满人文气息的大家庭。"

在医院大方向的指引下,科室开始了如火如荼的人文科室建设工作。

每天在上班伊始,就会有一名护士带上充满电的小喇叭,在人群中来回穿梭,反复宣讲体检流程及注意事项。

"各位老师,请检查一下自己手中有没有一张叫做上消化道钡餐的检查单,如果您有这一项检查,在做这一项检查之前不能吃饭也不能喝水,因为这项检查需要喝钡剂,如果进食会影响您的检查结果。在做这一项检查之前要完成全部的空腹检查。

此处我要省略5000字……

最后也是最重要的事情请大家认真听。所有的放射相关项目:钡餐,胸透,胸片,颈椎腰椎片,各种CT均有放射性,如果6个月内有怀孕计划的老师请您不要进行检查,任何一个分诊台前台都可以清退项目。再说一遍……还有正在哺乳期的老师,我们建议您不要进行放射相关项目。

如果有任何疑问都可以咨询护士,谢谢大家的配合。

就这样,反反复复宣讲介绍、讲解、指引,众多体检客户就像一枚又一枚的磁石,在小喇叭的吸引下顺次聚拢又散开,过程虽然有种种不一样,但是结果都是满意,都是赞赏。当然,每天这一枚小喇叭下班时候,早就已经说不出一句话。可能是真的电量低了呢。

最后我想分享的是一个我4月份在ICU学习时候亲身经历并深刻感悟的一个小事例。

7床的胡大哥,他叫胡波,40岁的脑病患者。在家做晚饭时候突然发病,急诊入院,开颅进行颅内减压,入ICU两天仍然没有意识,既往高血压病史。这让我们回想一下:我们的一般检查过程中,是不是有很多身材偏胖,血压偏高的中年甚至是青年人,很多人不去重视这一点,总是归结于最近太忙了,忙过这一段就好了;最近应酬多、喝酒频繁,等这段时间过了,尽量不喝了;压力大,抽烟缓一下。总是有理由为自己的检查不正常寻找理由,并自我安慰:我还年轻,调整一下准能正常。可是有几个真的因为体检血压高或者某项指标不正常而马上改变生活方式,寻求医生的指导治疗的呢?

　　当他年轻美丽的妻子进来探视的时候,那种绝望的眼神仍然在我眼前。无助的呼唤着老公,希望能唤醒这个昨天还在家为她洗手做羹汤的男人。也许一百个一千个高血压患者也不会有一例突然发病,一病不起,但是如果真的大祸临头到自己的身边,那种悲愤要去哪里发泄? 第二个进来探视的是胡波大哥的朋友,一个清瘦的男人,不停地说他的女儿正在找爸爸,正在等他回家。可我们知道,手术后3天没有任何意识,即使恢复顺利也可能只是个植物人。最后进来的是胡波的老父亲,是个满头银发,有些许蹒跚的老人,从踏进病房的那一刻就开始呼唤儿子的小名。"波儿嘞,儿嘞"! 并且不停地按动他的四肢,可能老人认为充分的呼唤能唤醒他的意识,能叫醒这个他叫了40年的大男孩。就在探视期间,胡波大便了,并且比较多,我们4个护士加上刚好巡视到此的江护士长才能勉强搬动他,翻身为他处理。一边的老父亲,站在角落还是不停地喊,波儿嘞,儿嘞,醒醒嘞,回家嘞。我本是就是喜欢掉眼泪的人,这种时候即使努力让自己专业起来,也不可能不动容。半小时的探视很快结束了。波儿没醒,老父亲出了病房门才开始掉泪。晃晃悠悠的背影,真是无助。病房又恢复了安静,可是那种阴郁的氛围却没有从我的身边散去。

　　此时,我脑中总是盘旋着这样的声音,如果你坚持正确测量,如果及早就医,如果按时复查,如果改变生活方式,如果坚持体检,坚持正确的管理自己的身体、自己的生活,那么也许波儿的妻儿依然腻人可爱,朋友依然可以偶尔小聚,父亲仍然以他为傲。一个家庭的完整幸福不仅是生活富足，还得有长情的陪伴。对于任何一个家庭，每一位成员的健康快乐是多少金钱、多少成就、多少地位都无法换取的。

在此我也想说，我们共勉。

体检中心也是我们全体职工的大后方，在您疲劳，感觉不适，或者身边的亲人真的老去的当下，请您别客气，我们是一家人，您的健康对您的小家很重要，对千医这个大家也是弥足珍贵。每年的体检记得按时参加哟！人文医院，我想也是让我们爱上这个大集体，爱上长久奋战的岗位，也爱上谁也替代不了的你自己。

我们虽然从事健康管理工作这些年，也是一大早就匆匆赶路，顾不上给孩子们穿衣洗漱，来不及给同样辛苦劳顿的家人温上一杯牛奶。但还好有了家人的陪伴支撑才让我们走到现在，也想说，我在这里为了更好的自己更好的事业奋斗着，你也记得照顾好自己。

回望从医几年，戴上燕尾帽那一刻的心情仍能感受得到，从在老师身后听听写写，到现在独当一面，相信每一位正在前行的同仁们都有这种回望后的满足。人文医院，不能缺少了热情，不能没有向前冲的劲头，任何事业的成就不仅是当下的口号，还有就是面对这项事业的热爱，真正的热爱才能提供持久燃烧的动力。记得刚上班的那几年，工作虽算不上繁重，但是时常加班，因为不够熟练，也还缺乏经验，也曾迷茫过，甚至气馁过，但是既然选择了这样一条从起点就知道艰辛而又漫长的道路，就不能放弃。每一站其实都有收获，每当有了些许成绩的时候，对这份事业的热爱又会被复习一遍。

人文科室建设几个月来,我们共组织集体学习 5 次,人文事例征选分析 4 次,相关通讯稿发表 3 篇,作为受益于人文建设的我,甚至可以说是人文感化的青年护士,除了感谢,更多是感动。科室领导将自己的经验毫无保留地传授,让我们在未来的道路上更能笔直前行。前辈们对于医疗事业的信心与恒心在此,有什么理由不去用自己的热情也点燃千医这次人文盛会的篝火,环绕周围,众人拾柴,创造永恒的辉煌!

（刘欣媛）

追风筝的人

前几天我在同事们无比羡慕的眼光中，整整连续休息了十七天，是我的婚假。我在无比忐忑又兴奋，不安又期待中开始了作为一名医务工作者不可能有的如此长时间的假期。我忐忑不安：我害怕在我美好的假期生活中要突然回到医院加班；害怕因为我的离开姐妹们不能休息；也害怕因为我的缺席导致护士长排班为难；我也期待兴奋，我终于可以离开医院离开这繁忙又琐碎的工作环境好好休息；可以陪伴自己的家人来一场说走就走的旅行。

最近读了一本书——《追风筝的人》，书中的风筝是一种象征，它是珍贵的友情，温暖的亲情，美好的爱情，也是正直、忠诚、善良、勇敢与救赎。我觉得我们每一位医务工作者都是一名追风筝的人。对我们来说，风筝是爱心，是责任，是每一位病患的健康，是安全，是照顾与陪伴。

在医院这样一个快节奏的生活环境中，我有时会觉得很累，尤其在我们神经外科，好像每天总有抢救不完的病人，接不完的手术，打不完的针，换不完的液，做不完的口腔护理、会阴擦洗和吸不完的痰，每一样都会压在护士柔嫩的肩膀上。有时姐妹们会开玩笑，护士是万能的：会电脑，我们都是打字高手；懂维修，小小故障有我在；做宣教，事无巨细，娓娓道来；会憋尿，我忍之忍之再忍之；能耐饿，我坚持坚持再坚持；懂政治，懂历史，懂艺术，懂娱乐，懂法律……只要你能想得到，护士都能做得到。

虽然我满身疲惫，但我依然热爱这份职业，或许是因为病人家属的一句话：姑娘你辛苦了，歇一会儿；或许是某位昏迷病人眼睛中的一丝渴望与期盼；亦或许是我们将生命垂危的病人从鬼门关拉回来时他一个感激的眼神……记得有一位十八岁的小伙子小安因为重度外伤住到我科监护室，双眼失明，双下肢粉碎性骨折，多处脏器破裂，重度颅脑损伤。这对于一个处于花季的小伙子来说打击是致命的。经过多天的抢救和治疗，小安终于能够表达自己意愿，他表达的第一句话的意思是，"不要救我，我太痛苦了"。姐妹们和小安一样难过，每天轮流照顾他，开导他，给他讲故事，逗他开心，小安也渐渐从悲痛中走了出来。出院时他的眼睛虽然还是看不见，双腿还是不能走路，但他开朗了，乐观了，重新对生活下去充满了信心。小安临走时对我们说，姐姐谢谢你们，虽然我看不见你们，但是我可以清楚地分辨出你们每一个人，因为我记得你们每一个人的声音。当时我的心就被这样一句话给狠狠撞了一下，工作中所有的疲惫与不甘仿佛瞬间消失。他看到了我们的付出，也感激我们的付出，我们被需要着，被召唤着，我们就是天使！

我想我永远不会忘记国庆期间我上夜班的那个情景，科室59个病人，9个病重，4个病危，让我们忙得焦头烂额，接连而来的5名急症患者就真的让我们无所适从了，大脑一片空白，只是机械的铺床、输液、抽血、备皮、连监护、备氧气、安顿家属、处理医嘱、送手术，整个病房一片忙乱，我们恨不能长出三头六臂来应对这繁忙的工作，这时耳边响起了熟悉的声音"姐妹们，忙得怎么样了，你们辛苦了"。

还没等我们回话，护士长已经加入了这场无硝烟的战争，经过我们共同的努力，四个小时后，病房已然井然有序，大家终于松了一口气。"护士快来呀!"突如其来的刺耳声再次划破了夜的宁静,我们立即赶到患者床前,发现患者出现喷射状呕吐,血压急剧增高,瞳孔散大,"快,病人出现脑疝,马上通知医生,紧急术前准备"备皮、合血、联系手术室等等。又是一场紧急的抢救,让我们瞬间忘记了疲惫。当患者被安全送往手术室时,时间的指针已经指向了凌晨四点。

此时我们才注意到护士长瘫坐在护士站的交班椅上,双手捶打着腰部,铅灰色的面容,布满血丝的双眼,凌乱的发髻,一切都是那么真实。

我的心里写满了心疼,"护士长,我给您洗个苹果吧。"护士长摆了摆双手,说道:"苹果就不吃了,先给我拿一片止疼药。"就在这时,我猛然想起,护士长最近一直腰疼,都没有时间去检查,靠止痛片维持,刚刚过去的那个白天,护士长已经工作了13个小时。想到这里,泪水湿润了我的双眼。

护士长常说:"只要我们用心做了,患者就能感受到我们的人文关怀。我们神经外科的患者病情危重,更需要被关心、同情,理解和尊重。有时候,一个眼神,一个微笑,一句问候,一下搀扶,都会成为护患真心相待的开始。"

风筝自由翱翔在天空,连接风筝的线就是我们倡导的人文护理,它是我们与病人之间沟通的桥梁。护理中的人文关怀集中体现在一个"爱"字上,关爱患者,又采取润物细无声的方式,正是护理工作的真实写照,是沟通的重要方式,是人文护理的重点。做好人文护理这一闪耀人性光辉的护理任务,将是我们奋斗终生的目标,为此,我们不知疲倦,永不停歇。

(杨 雯 刘 园)

盛世情怀,爱洒千医

当郑重地戴上洁白的燕尾帽,当接过前辈手中火红的蜡烛,那一刻,我看到了南丁格尔的微笑,这昭示着一种荣耀,更提醒着一种责任。这份责任就是我们要学会爱,爱自己、爱家人、爱患者、爱工作、爱这个社会、爱伟大的祖国、爱这个生生不息的中华民族和九州大地。南丁格尔曾说:"护士的工作对象不是冷冰冰的石块、木片和纸张,而是具有热血的生命和人类。"提灯女神的灯光,驱散的何止是受伤士兵心头的阴云,那穿越时空的温情,在我们每一名护士的心中,都炽燃成生命的火烛,如秋夜里的明月,照亮患者通往健康的彼岸。

2014年6月,我第一次踏入肿瘤放疗科,在这个"谈癌色变"的时代里,癌症给人带来的不仅仅是深深的恐惧,还有对生命的绝望。八月,我遇到了一位年轻的鼻咽癌患者春州,在进行入院评估时,24岁的春州声音颤抖的跟我说:"赵护士,你知道吗? 我这次入了院就出不去了。"这些话语中带着些许的无奈和辛酸。这些糟糕的情绪在每个人听到这种疾病的名字的时候都会在不经意间悄然流露。春州对于护理治疗和常规检查很不配合,也不相信家人的解释,完全失去了对生活的信心,每次输液时他都是大发雷霆。对这些,我们科室护士没有丝毫怨言,而是主动嘘寒问暖,耐心解释,每日都会抽出时间来陪他聊天,给予心理上的关怀与护理。在寒冷的夜晚看到他满头白发的父亲在病房走廊席地而睡的时候,我们护士主动找来陪护床,拿出自己的被子给他盖上，看到父子俩的中午饭就是白开水泡煎饼时，我们纷纷掏出自己的餐卡买了饭给春州悄悄送过去……这些来自亲人般的关爱，终于打动了这个年轻人那颗绝望冰冷的心，唤起了春州对生活的勇气和信心。他开始摆正心态，积极配合治疗。然而疾病无情，癌细胞迅速扩散，使他的病情发生恶化，肺癌脑转，使他出现了神志的改变，那天在即将进行治疗时，那双不受控制的双手突然愤怒地伸向了临床患者，我科护士看到后不顾自己的安危冲向前去，那双手重重地砸向我们护士的肩部，同事已经痛得没有力气活动，却还在不停地安慰同房间其他患者，在一旁因为没拦住春州而满怀愧疚的老父亲，非要拉着同事去做检查，疾病使得这个本不富裕的家庭几乎花光了家里所有的积蓄，在自己经济如此困难的时候却一心想着别人。春州去世不久后的一天，他的老父亲为了结清余款特意从遥远的乡镇赶来，还为科里同事带来了承诺已久的自家种的葡萄，老父亲对我们说："春州……他走了，不遗憾，住院的时候你们那么照顾他，乡下的人不太会说感谢的话，但是我替春州从心底里真的谢谢你们了。"我们因为那颗乐观坚强的年轻的心而感动，因为这位白发苍苍的老人的舐犊之情而震撼，更因为这份来自人间最最朴素的感激而动容。

当人类进入了 21 世纪，世界更加关注人的身心健康。在倡导文明服务的今天，人文关怀以其对"人、健康、环境、护理"的独特见解，把护理连同美丽和爱融为一体，践行着"以人为本"，推动着护理事业向前发展。人文关怀，是绽放在华夏大地上一朵绚丽的花，它穿越漫漫历史长河，微笑着向我们走来，她以博大精深的内涵哺育着一代又一代华夏儿女,从胜利走向胜利,从辉煌走向辉煌。

科里很多患者年事已高,但他们却依然精神矍铄,依然坚强乐观地相信这个世界,顽强地与病魔作着最后的抗争,依然露出灿烂的微笑。

明月照亮了夜空,朝霞捧出了黎明,春光融化了冰雪,大地哺育了生灵,一袭飘然的白衣,是纯洁的心灵;一顶别致的燕帽,是守护生命的重任,我们的力量微不足道,但我们的爱坚韧持久,从血染的伤口边,我们走过了炙热的青春年华;在白色蒙蒙的氛围中,我们用一颗真诚的心来丈量无数个夜晚的漫长;我们把真情悄悄付出,把爱的甘霖,洒在前行的道路上,留下的是感动,不图回报,却收获了一颗颗感恩的心。

人文护理润无声,齐心共筑千医梦。让我们用这盛世情怀,爱洒医院,为把千佛山医院建设成山东最好的人文医院贡献自己的力量!让患者满意,为医院添彩!

(赵潇媛)

让医学回归人文，让服务温暖如春

明末医学家裴一忠在《言医·序》中讲到："学不贯古今，识不通天人，才不近仙，心不近佛者，宁耕田织布取衣食耳，断不可作医以误世。"

人文精神，伴随人类文明，自古有之，浸润于各行各业，然而在医疗行业尤为重要，乃为医之道，为医之义。

从神农尝百草，到梅藤更"鞠躬尽瘁"；从中医医圣张仲景"不为良相，便为良医"的伟大抱负，到古希腊希波克拉底"为病家谋幸福"的铮铮誓言，医学人文精神贯穿不同时代，超越不同种族，在人类文明史上熠熠闪光。

为医者，当存仁心，修仁术，屏神静气，怀一念至诚，仁爱而劳。

我们山东省千佛山医院心内科有着浓厚的科室文化底蕴，十分重视科室的人文建设，"让医学回归人文，让服务温暖如春"是科室的人文理念，"敬畏生命，用心看病"是科室的行医理念，"俯闻心声，甘润心田"是科室的护理理念。全体医护人员凝心聚力，努力做到了"让技术有温度，让服务有温暖"，受到了广大患者和家属以及同行们的高度认可，今年我们科室被中国医师协会评为"人文科室"。下面，我来和大家一起分享几个人文小故事。

一天上午，病人赵老师的家属提着一摞韭菜饼来到了病房，十几个韭菜饼包在雪白的笼布里，还冒着热气。她说，"老伴这次住院，咱们心内科的医护人员不仅救了他的命，还给了我们无微不至的照顾和关心，我们心里太感激了，不知道怎么感谢才好。老伴长期透析，家里条件也不好，没法给你们买贵重的礼品，也不能请你们吃顿像样的饭。怎么办呢？我和老伴商量，老伴说，你烙的韭菜饼味道不错，护士们很忙很辛苦，要不你就烙点韭菜饼给她们送去吧。我今天早上五点钟起的床，买了韭菜，洗得干干净净，也用盐水泡了，你们放心吃吧。还热着呢，大家别嫌弃，这是我和老伴的一片心意。老伴自己在家呢，我得赶快回去。"说着她急匆匆地走了。

看着阿姨消失的背影，大家百感交集。记得赵老师来住院的那天，因为床位紧，临时安排在了护士站对面的走廊上，在接诊时赵老师突然出现了意识丧失、心跳骤停，大家一拥而上，马上进行抢救，使赵老师很快恢复了心跳。但赵老师病情危重、复杂，情绪紧张、焦虑，孩子不在身边，身边只有老伴一个人。我们及时调整床位，把赵老师转到CCU，并将他的情况告知全体护理人员。在接下来的30多天里，大家精心的护理，真诚的关心，贴心的宽慰，无微不至的照顾，使赵老师脸上终于露出了笑容，放下了心里的包袱，重拾信心。几天前病情明显好转出院了。

大家看着阿姨送来的韭菜饼，这是一摞普通的韭菜饼，散发着熟悉的香味；它又不是一摞普通的韭菜饼，它凝聚着我们"敬畏生命，用心看病"的行医理念，凝聚着我们"俯闻心声，甘润心田"的护理理念，凝聚着我们"让医学回归人文，让服务温暖如春"的人文理念；它还凝聚着患者和家属对我们的理解、信任和感激，凝聚着护患之间浓浓的亲情。它是一摞千金难买的韭菜饼啊！给我们带来了不断前行的勇气和信心！

　　还记得 7 月 7 日晨会,一位病人提出了一个请求,想在晨会上为大家朗诵一首诗,表达一下自己的感情。

　　老人 70 多岁了,这次来住院是心率慢,需要安装起搏器。因为老人睡觉打呼噜特别严重,同室的病友们受影响休息不好。晚上,老人自觉地来到电梯厅,打算不睡觉了,在椅子上坐一晚上。这时,夜班护士刘红燕巡视病房看到了老人。她问清了缘由,对老人说,"明天你还要做起搏器手术,休息不好可不行。这样吧,VIP 房间的病人今天有事请假回家了,我给你铺个床单,你先在他房间睡一晚上吧"。老人放心睡了一个好觉,第二天的手术非常顺利,术后在大家的精心护理下,老人恢复也很快。

　　住院期间,老人根据自己所见所思所感,写了一首诗,并且精心挑选了优美的音乐作为背景。他经过几天的精心准备,于一天晨会,提出了这个请求,为心内一科全体医护人员进行了配乐诗朗诵。

　　老人的朗诵富有激情,感情真挚,让所有医护人员为之动容。想想人文护理并不复杂,离我们也并不遥远,它蕴含在我们平常工作的每一个细节当中。它在我们耐心解答的话语里,它在我们温婉轻柔的动作里,它在我们祝愿康复的祝福里。这和蔼可亲的形象,善意的微笑,亲切的称呼,真诚的问候,仔细的询问,用细心、耐心和爱心善待每一位患者,正体现了我们"让医学回归人文,让服务温暖如春"的人文理念;让他们体会到更多的温暖和舒适,报以最真挚的微笑。

　　姜老师出院十余天后,给我们送来了一封感谢信和一面锦旗。信中说道:我写的不仅仅是感谢信,而是想借此表达自己的切身感受,经常在媒体上看到医患矛盾冲突的报道,有的触目惊心,令人深思。在我看来,医生与患者,应平等相待,相互尊重、宽容,这是最简单的道理。在心内一科,我看到的是医生与护士相互配合,形成了一股凝聚力,这是你们事业成功的基石,最为难能可贵的是你们把患者当作亲人,一口一声"爷爷""奶奶""叔叔""阿姨"地叫着,拉近了彼此的距离,常言道:"拳不打笑脸人",何况是亲人呢?在这儿,医患之间能够和谐相处,秘密就在于此。假如,大家都明白了这样的道理,善哉,天下太平矣!

看了这封信,大家都非常感动。这封感谢信无论是从文采上,还是对每一位医护人员准确的描述上,可以看得出姜老师是颇费了一番工夫。姐妹们说,住院期间,就经常看见姜老师拿着小本子在写什么,当时以为在写日记,现在想来,那时候姜老师就开始写这封感谢信了。这封感谢信,感情真挚,对每一位医护人员的描述生动传神,连一个错别字都没有,对一位60多岁的病人来说,是非常不容易的,不知道经过了几次修改。在现在医患关系紧张的形势下,一位病人为了写一封感谢信如此用心、费力,让我们深深感动的同时,也深深体会到病人真挚的感情。

在晨会上,护士长和大家分享了这封感谢信,大家也深受感染,纷纷抒发了自己的内心感受:病人休息不好,给病人调个床,手术之前为病人换个床单这都是我们的举手之劳,但病人体会到的是我们的爱心和关心;我们亲切的微笑和称呼,让病人感受到的是家人般的温暖;我们严谨的敬业精神、充满正能量的团队氛围、默契融洽的医护关系,给病人带来的是信心和信任……在建设人文医院的开端,这封感谢信,无疑给大家带来了无穷的动力。

随着我们医院的快速发展和护理工作内容的扩展,我们满怀信心,不断努力,坚持"不以善小而不为,不以恶小而为之","老吾老以及人之老,幼吾幼以及人之幼",践行我们的人文理念:让医学回归人文,让服务温暖如春! 以实际行动为医院的建设和发展贡献自己的一份力量。

（高　燕）

温暖关怀,陪伴患者的生命之路

每一天的清晨,当我们身穿白衣,头戴燕尾帽的时候,我们就知道,作为护士,自己要完成怎样的使命:

我们要在十几个病房里穿梭,检查数十个病人的情况;

我们要更换上百个吊瓶,测无数的生命体征;

我们要遵循医嘱,制定详细而周密的术前术后计划,然而我们知道,我们的使命,不仅仅是这些……

当生命的火花在风雪突袭之下飘摇时,

当患者的身心在病痛折磨下挣扎时,

我们知道,此时此刻,我们一个鼓励的眼神,就能唤起病人直面困难的勇气;

我们一弯贴心的微笑,就能缓释生命难以承受的重量;

我们一句安慰的话语,就能冲破绝望的坚冰,给人带来希望、温暖和光明。

2016年的5月18日,我们收了一名肠癌晚期的老年男性患者,他的身上带着造口,一天晚上,爷爷的造口袋突然脱开,弄得满身都是粪便,整个病房顿时被这令人作呕的气味所包围。面对周围人的神情,爷爷面露难色,我们姐妹们二话不说,帮着爷爷擦身、换衣、换被服。边擦拭边安慰爷爷:"爷爷,别着急,别担心,帮您擦完身子后,再给您换个新的造口袋,粪便就不会出来喽"。爷爷双手合十对我们不停地说着感谢。在那个瞬间,我忽然感觉到,即使我们渺小如一丝晨光,也能滋养花朵,明媚人心。

在与病人相伴的日子里,我们充满柔情,我们也不仅仅只有柔情,当病魔的黑翼突袭之时,我们也是傲霜斗雪的寒梅,是为病患遮风挡雨的臂膀,是直面死神的勇士。记得刚工作的时候 32 床转来一名患者,他十分消瘦,腹部膨隆明显,因为肠梗阻已经好几天没进食,身体十分虚弱,腹部留有一根引流管,还保留一根胃肠减压管。经过治疗,病情好转但又迅速恶化。记得那天下午,患者生命体征逐渐下降,最终宣告临床死亡。在这场没有硝烟的战争中,我们谁都不会轻言放弃,有时却不得不面对最不愿看到的结局,当生命之火无法再熊熊燃起的时候,我们所能做的,就是要让他用最有尊严的方式离开。一位老护士用手帮他合上水肿的双眼,轻轻对他说:"老先生,咱们闭上眼睛休息休息吧。""老先生,我现在把胃管给您拔了……套管针也给您拔了……"做完这些,在家属和护工的帮助下,我们一起给老人擦拭身体,泪水悄悄爬上了我们的眼角。临行之时,护士长带领当班护士们为患者的女儿准备了一张卡片,卡片上写着:"感谢您的信任让我们护理您的家人度过生命中最艰难的时刻,愿老先生一路走好!"患者女儿拿着这张卡片,连连说着谢谢……谢谢……

揭开人生序幕的是护士,拉上人生帷幕的也是护士。生命于我们而言,从来都是最刻骨最直接的体验,也许只有在站得离生死如此之近的时候,我们才能更好地体味到什么是爱,什么是谦卑,什么是敬畏。

因为敬畏,所以珍惜;因为珍惜,所以温暖。一个护士,不仅要有一双愿意工作的手,还要有一颗怀有大爱的医者仁心。

这就是我们分秒必争冲到工作岗位上的动力,这就是我们连续工作十几个小时的动力，这就是我们面对困境而不绝望，面对苦痛而不低头的动力。

我们从未想过自己可以像漫画里的超人一样扭转乾坤，改天换地。如果我们能做病人情感的传递者，如果我们能做患者健康的守护者，如果我们温暖的关怀能在病人的心里种下一树一树的花开，让春天唱起动人的呢喃。那么我们就是爱、是暖、是人间的四月天。

如果医院是一棵参天大树，我们则是与树干息脉相连的片片绿叶，如果救死扶伤的事业是一条奔腾不息的河流，我们则是激流中悄悄绽放的朵朵浪花。

穿越一个半世纪的岁月风尘，越过克里米亚战争的硝烟，我们的精神与南丁格尔一脉相承，我们的双手与南丁格尔相握相牵。

用我们的爱心、耐心、细心、责任心将患者的生命之路点缀得花香满满，让医学回归人文，让技术温暖如春。

（赵亦欣　李　娇）

一辈子的记忆

沙一粒一粒的缓缓流下，在沙漏的底端，沉淀着我们的过去。我总相信，我们有着年轻的固执和张扬，面对青春，面对梦想，我们有着自己无尽的力量。

记得最初选择护士这个职业，曾用火样的热情和赤诚的心去描绘自己的未来。学生时代，老师曾告诉我们以后一定要成为一名优秀的护士，要有端庄稳重的仪容，高雅大方的举止，和蔼可亲的态度，更要练就一身过硬的技术本领，然而走向工作岗位我发现每天要面对的却是频繁的夜班，紧张的抢救，永远忙碌的脚步，分不清时间的分分秒秒。腿酸了，肚子饿了，眼睛涩了，紧张劳累的工作中我真正体验到了作为一名护士平凡生活的滋味，体验到了其中的艰辛和压力。可是工作中有些事情也深深感动着我。

记得那是 2015 年 9 月的一天，当我推着治疗车走出病房时，一位阿姨突然拦住了我，她拿起手机对我说："晴晴，我要一辈子都记住你的好。"非要和我合影，等她拍好了，我匆匆戴上口罩去病房工作了。忙过之后我才想起来，今天是她出院的日子！原来刚才不是患者无聊时的举动，她其实是特意来跟我道别，而我，竟然忘记了道别。当我再去找她时，她早已和丈夫踏上了回家的路。

阿姨和她丈夫是从外地来我们医院求医的，初入院时的担心和陌生的环境让她心生不安。那天晚上 12 点我去巡视病房时，发现她抬头看了我一下，"怎么还不睡觉啊？明天做造影紧张了？"我轻声问她。"姑娘，我害怕啊，之前没有生过病,这一来就是大病呢!唉,家里还有那么多事,还有老人孩子要照顾,这可怎么办是好啊?"阿姨一边说一边心事重重地看着我。奥,我明白啦,原来她是担心这些事啊!我安慰阿姨说:"阿姨,您看您,自己都生病了心里还装着这么多的事,这可怎么能行呢,您现在就是要把自己的病养好了,把身体恢复好才能好好去照顾家人不是?"……就这样聊着,阿姨放下了心里的疙瘩,很快地睡着了。第二天下夜班,我悄悄跟她说:"阿姨,我跟你一起去介入室,给你加油打气啊!"阿姨脸上终于露出了放松的笑容……

　　住院期间的十几个日日夜夜里,阿姨经历了造影、支架、恢复等一系列过程,不仅是身体上的磨炼,更是心灵上的煎熬。那一天,在治疗过程中没有看见大叔的身影,我给阿姨开玩笑似的问:"阿姨,怎么没看见大叔,是不是下去给你买好吃的去了?""哪里是去买吃的去了啊,回家啦……"阿姨脸上略带无奈地说。事后我了解到,由于家里的事情太多,大叔看阿姨顺利做完支架植入术,术后也很平稳,就回老家了。考虑到阿姨刚刚做完手术,一个人买饭不方便,下了班后,我就跑到食堂,给她买了一份面,带了一份青菜。回到病房我跟她说:"阿姨,您把这份面条吃了吧,您自己一个人也没法去买饭,正好我去食堂,帮您带了一份!再买饭时候告诉我,我帮您去买"。说完话,我看到阿姨眼睛里噙满了泪水。没等她说话,我就匆匆回病房工作了。那感激的神情,像一束阳光一样照亮我的心底。

　　人的一生,是苦难常相随。懂得面对苦难的人才会快乐,懂得奋力摆脱的人才会幸福,在病痛这个苦难里,我们医护人员是主要的伴随者,我们的职责远不只是打针输液这些基本工作,更重要的是通过热情的服务,悉心的照顾,体贴入微的关心让病人在这段苦难中鼓起勇气,充满希望。我们的一言一行也许都将成为患者康复的动力和永久的回忆,当我们怀着一种神圣的责任心,如同对待家人一样爱护他们的时候,人与人之间的温暖将会抹平病痛带来的创伤,我们在完成生命延续的同时还实现了心灵的抚慰。是的,这也许才是我们真正的职责所在。我不仅仅是一名小小的护士,我所做的也不是简简单单的护理工作。

再次想起那句话,我仍然泪流满面,不仅仅是为了生命的尊贵,更是为了人与人之间的关爱。这只是我们工作中的某一个瞬间,我想他同样也代表了更多病患未曾说出口的感激。

一年过去了,不知千里之外的患者阿姨还好么? 真想当面把没来得及送上的祝福补上,愿您永远健康快乐。您一句感激的肯定,让我更加明白我所从事职业的重要性,也成为我工作幸福的源泉,我也将一生铭记。

在医院提倡人文护理的背景下,我会用我高度的责任心和爱心将人文护理广泛推广,急病人之所急,想病人之所想,将细致化的护理服务融入到我们的工作中,让他们体会到更多的舒适和温暖,让社会上更多的人为我们医护人员竖起大拇指!

（黄晴晴）

我愿意成为您生命的拐杖

为紧跟医院步伐，走人文行医之路。十九病区全体医护人员依托骨科专业特色积极打造人文护理团队。

护士的一个眼神、一句问候、一丝关爱、一份真情，如春天的雨露滋润患者久旱的心田，如夏天的微风吹走燥热的空气，如秋夜的明月照亮患者通往健康的彼岸，如冬天的阳光温暖患者蒸发他们的忧伤！

作为全国首批无陪护病房，我们度过了刚开始时的艰难，有泪水、有汗水、更有患者脸上洋溢着的满意的笑容，温家宝总理也来到过我们病房，走近患者、走近医护人员身边，并对我们的工作表示了肯定。总理的话仿佛还在耳边，时时鼓励着我们，在服务患者的道路上，没有最好、只有更好！

无陪护病房的夜班，常常会有这样的景象：偌大的病房住满了手术后的患者，常规的治疗已经使我们马不停蹄，"护士，帮我抬一下腿"，"护士，我要解小便"，"护士，我的腿又开始疼了"，我们应着，并飞快地跑到他们身边！夜已很深，患者渐渐熟睡，我们却依旧穿梭于病房之间，匆匆的脚步伴随着忙碌的身影，只有护士站的灯光陪伴我们直到天亮。每天，护士长第一个来到病房，巡视着每一位术后患者。开始晨间护理，"王阿姨，我们今天洗头，您这样躺着舒服吗？"，阿姨诧异的眼神看着我们："洗头？我住过这么多医院，从来没有见过护士还干这些！"，护士长笑着说："这是我们的常规工作，因为我们和您的目标是一样的，只想让您住得舒适、早日康复！"。洗完头，为阿姨擦干头发的时候，不经意间，我看到了阿姨眼里泛起的泪花，这一刻，所有的辛劳和付出换回的是满满的收获！

一位血友病的患者由于病情及经济原因辗转多个医院都没能得到很好的治疗，来到我们病房的时候，他的眼神里已经看不到希望。特殊的病情及高昂的治疗费用使多次手术谈话都以失败告终，为了让他克服手术前的压力，我们为他组织了捐款，虽然微不足道，却也温暖了这个久病不愈的患者的心。通过充分的术前准备，各种成功案例的耐心讲解，最终使他有了战胜疾病的信心！手术那一天，我牵着他的手，把他送出病区，他坚定地对我说：谢谢你，我会坚持！接下来的日子便是漫长的恢复过程，由于病情特殊，他的伤口很难正常愈合，功能锻炼更是难上加难，一次次的失望因为有了我们的鼓励和陪伴，使他一次次地又重燃希望。半年之久，在离开病房的那一刻，他幸福的笑容背后流露着对我们的感激与不舍！

有位陈阿姨，不慎摔伤，双侧下肢骨折，手术治疗，在近5个月的住院期间，三个儿子不闻不问，我们不仅要完成她的日常治疗，买饭、喂饭、如厕、擦身也要我们一一照顾。为了她，我们全科人都付出了心血，出院的那天她握着护士长的手激动地说："我有三个儿子，没有女儿，来到这里，你们就是我的女儿！"在阿姨出院之后每一年的中秋，我们总能吃到陈阿姨送来的亲手包的饺子。饺子吃在嘴里是香的，心里是甜的，来自陈阿姨的这份亲情激励着、温暖着我们，让我们琐碎的工作变得更有价值！

我们用青春的容颜送走了无数深邃的黑夜，当患者苍白的脸上有了血色,当患者无助的眼神有了希望,当辛勤的汗水化成凌空的彩虹,当信任的奖章挂在我们的胸前,我们反而平静而自然。我们无怨无悔的奉献,用医学人文精神迎来灿烂的黎明!

（陈　雪）

让我做您的引路人

从踏进千佛山医院的那一刻起,医院就和我有了千丝万缕的联系。为期两周对员工的教育和培训,涵盖20多项的临床技能操作培训,让我更加专业与从容,各科室护士长联系临床实际的讲解和指导,让严谨务实的工作态度在我的心里生根发芽,进入科室工作已经四个多月了,我也深刻感受到医院确实是在坚持一切以病人为中心的理念,用心地对待每一位患者。我是一名护士,虽不敢自诩为圣洁的白衣天使,但是始终保持着一颗善良的真心。我每天坚守在工作岗位上,日复一日,年复一年;您换了一张又一张的面孔,来来往往。我和您原来可能没有交集,却因为我的工作而相遇,我相信相遇是种缘分,我只愿能对得起每一次的相遇,期望带给您一段舒适,愉快的康复之旅。

您是一位70岁的奶奶,因"坏死性筋膜炎"夜晚急症入院,我是那晚值班的护士,您一来,我就觉得您格外亲切,您让我想起了自己的奶奶。我和我的同事忙前忙后,给您抽血,打针,每一个操作我们都小心翼翼,生怕给您增加更多的痛苦。那天晚上,您急症手术回到病房已是凌晨,我们就一趟又一趟地巡视。后来,每到上班,我都会去看您,看您有什么需要。可是刚过了几天,您还发着高烧,您的儿女却为您选择回家休养。我当时真的很着急,却又无能为力,我劝不了您的子女。您的家属用平车推着您,我去和您道别,您突然紧紧地握着我的手说:"妮儿,以后怕是再也见不到你了,我觉得你可真好,我会想你的。"当时的我眼泪马上就要夺眶而出,但我不能,我依然保持着微笑,笑着说:"奶奶,您一定会很快康复的,您想我,我有空去看您!"

面对您的真情,我们如履薄冰。我恐怕我不够好,对不起您的信任;我恐怕我的操作不熟带给您额外的痛苦;我恐怕我的言语不当,带给您不必要的烦扰;我恐怕面对您的痛苦,有时会无能为力。我们不是亲人,却在日复一日的相处中变得像亲人,像朋友。我相信每个人都有感情,我不敢说对您如同父母兄弟,但我能保证每次面对您,我付出的是一颗真心相待的心。

您是一名光彩夺人的演员,为了看病再三打听询问来到了医院,因为缘分,让我们相遇,我是您的责任护士,您是我所要照顾的病人中的一员,您或许对我有些质疑,日复一日的相处,我们相互体谅相互着想,彼此真诚以对,您对我的怀疑变成了肯定,对我的冷漠变得温暖,您的信赖和支持都是我们工作严谨与认真最大的褒奖,作为千医的一员,医院教会我成长,我也为医院越来越受老百姓的推崇与爱戴而由衷的骄傲,这种自豪感,伴随着我用加倍的严谨与爱心投入工作中,把对意愿的尊重,对生命的敬畏投入我们精诚的人文护理之中,与患者携手同行,走过康复之路。

"护士是没有翅膀的天使,是真善美的化身"这是对我们职业的赞美,也是对我们职业的要求,当我们将端庄的仪表、亲和的态度、精湛的技术贯穿在护理的全过程中时,患者自然就会感受到来自我们的真诚和关爱。我们会将仁爱、严谨、务实、创新的精神贯彻到底,将人文护理深入骨髓并代代相传,请让我们携手同行,我会用实际行动告诉您:无论您有怎样的困惑,我就是您的引路人!

(许 旭)

医 者 仁 心

南丁格尔说过:"护士其实是没有翅膀的天使,是真善美的化身。"这不仅是对我们的职业赞美,更是对我们职业素质的要求。所以作为一名合格的护士,除了理论技术,还要加强自身人文修养,将端庄的仪表、美好的语言、得体的行为、精湛的技术,贯穿于护理工作的全过程,让患者感受到来自于护理人员的真诚和关爱。

加强自身的修养需从宽容开始。宽容是一种品质、一种修养、一种在无数经历与磨炼中才能提升出来的气质。在我们的护理工作中经常会碰到患者不配合我们的工作,诸多挑剔责难的,遇到言语攻击的患者时,如果和他据理力争,可能事态会更加严重,如果隐忍下,势必会让我们自己郁闷至极,这时我们选择宽容,继续真诚地去服务患者,微笑着去面对他们,如果这样做了,会有意想不到的收获,患者会因我们的大度而面露歉意,主动配合,不再挑剔。所以有时候的忍耐是痛苦的,结果是甜蜜的。而且宽容别人就是善待自己,让自己带着一份轻松的心情去面对繁重的工作,肯定会事半功倍,何乐而不为。我是一个儿科护士,有一次给一个小病号打针,第一次失败了,我抬头看了看家属紧蹙的眉头,感觉一场暴风雨即将来临,但是那个家属对我说:没事,你别紧张,稳住了好好扎。我意识到他在包容我,不能辜负他,于是穿刺成功。一个看着自己孩子经受痛苦的家长能去理解我,安慰我,我作为一名护士还有什么资格不去包容他们呢。被别人宽容一次,自己的心灵便得到一

125

次洗涤;宽容别人一次,那么灵魂便得到一次升华。

我们的职业需要有高度的责任心,时刻保持清醒的头脑。所以保持平常心态至关重要。有一句话我特别喜欢,"风吹疏竹,风过而竹不留声;雁渡寒潭,雁去而潭不留影"。微风吹来,竹林沙沙作响,微风过后,恢复平静;大雁飞来,寒潭倒映出大雁的影子,大雁归去,那一汪潭水依然湛绿悠然。我们的心情也要如此,当事情来临时,自己的情绪可以拨动,但要学会调整,学会忘记,哪怕是暂时忘记,让自己时刻以最好的姿态去面对我们的患者。但这种平常心态不是一蹴而就的,需要我们在生活和工作中用心去体会,去感悟,去落实,去履行。

我所在的科室是小儿外科,科室虽然小,但是布置得非常温馨。护士站种了一盆绿萝郁郁葱葱,生机勃勃;我们还养了几条小金鱼,每天快乐地游来游去,有小朋友前来参观时,他们似乎通了灵性,便游得更加欢快,像是想通过自己的表演来让小患者们忘记病痛;走廊的墙上有我们精心布置的贴画,有可爱的海豚,漂亮的美人鱼,俏皮的小海狮,这些贴画吸引了很多小朋友,让他们忘记了来到陌生环境中的焦虑。我们护理团队的姐妹们每个人都对患儿和家属关怀备至,做护理操作时,轻之又轻,生怕弄疼了那一个个小患者,不愿让他们再多受一丝丝痛苦。前段时间有一个输尿管积水的小患者才三个月大,有一日中午我值班,听到孩子哭得特别厉害,我赶忙跑过去,看到孩子的奶奶在床边,我问阿姨孩子怎么了,阿姨说孩子饿了,他妈妈回家了。当时是一种母爱的本能驱动,我毫不犹豫地说阿姨我正在哺乳期,我能喂喂孩子吗,阿姨欣然接受了。看到孩子在我怀里贪婪地吮吸着乳汁,满足的酣睡的模样,那一刻我感动了,老吾老以及人之老,幼吾幼以及人之幼的大爱精神在那一刻我体会得真真切切,想想以前我的孩子也被别人喂养过,看看眼前的这位奶奶也没有嫌弃我一个外人,这种爱与被爱的传递,像是今日种下鲜花,来日花香会飘满整个世界一样温馨和谐。护理与其说是一个行业不如说是一个行善积德的事业,充满了善良同情帮助和奉献。而我们的付出总能得到回报,总是会听到家属说:"这个医院的服务态度真不赖,是我住院以来最好的一家。"有这一句话,我们足矣。

人文是个注重人的文化,有句话这样说,"与其去了解这个人得了什么病,不如去了解什么样的人得了病",我们只有不断地提升自己的人文修养,让自己先成人并成仁,才能去发掘人之所需所求,才能去关心人,爱护人,尊重人,服务于人。将仁道与医技相结合,方能让我们的护理工作做得有血有肉,有灵魂。让我们真正做到有泪可落而不悲凉!

(吴　晓)

战场上那一抹温暖的绿

　　紧急集合地,既是我们战斗的地方也是我们温馨的家园。急诊科大部分时间都是喧嚣的,四处穿梭着我们绿色的身影,但在这救死扶伤的战场也充满着温馨和感动,因为在这大爱千佛山医院的环境里,我们有着独特的急诊人文。

　　在我们急诊科,车祸、醉酒、心肌梗死、猝死,各种各样的患者随时挑战你的抢救技术、应急能力还有你的体能,我们像战士一样用强悍的体魄坚守阵地,确保绿色通道的畅通无阻。在急诊科,身为医护战士,在危及生命的抢救时刻,听从护士长指挥、能打仗、打胜仗,才是一名合格的急诊战士。

　　在每一位千佛山医院战士的守卫下,我们的团队是无坚不摧的虎狼之师!但是在当今科技飞速发展、万家竞争的时代,我们做到无坚不摧是远远不够的,还要有自己的特色才能独树一帜,为此我们积极响应孙院长的号召,为"崇尚医学人文精神,做山东最好的人文医院"这个目标而奋斗!

　　其实在我们急诊科,人文建设早已悄悄开展并生根发芽……急诊科急性心肌梗死的患者特别多,在到达急诊科的第一时间就要口服抗凝药,这对抢救生命起到了极大作用,我们的护士细心地为患者准备了纸杯和温开水,除了为普通急诊患者提供,也能让急性心肌梗死的患者在第一时间服下这救命的药,这救命的水不仅说明了我们医护用药救人,更充分体现了我们"尊重患者,敬畏生命,用心做事"

的服务理念。

再如，我们为聋哑患者或带有气管插管不能说话的患者准备了手写板，这看起来似乎是些微不足道的小事，但在当时的患者看来却起到了很大作用，当患者病情较重、意识清醒，却无法用言语表达时，往往会烦躁不安，不配合治疗，用手写板把想法或者不适表达出来，既方便了我们了解患者的病情，又方便了我们的护理工作。

曾经在我们急诊观察室，26床是一位有精神疾病的肠梗阻患者丁老师，他唯一的亲人就是他的妹妹，但他的妹妹是一位聋哑人，还好她能写字交流，我们为她准备了手写板和笔记本，挂号、就诊、缴费、拿药、抽血、打针、灌肠、胃肠减压等等每一项都手写的清清楚楚，还详细的写道为什么要做这个治疗，做完后要注意什么等等。由于情况特殊，他在我们科住了近两个月，等他出院时，笔记本不知写了多少个、手写板不知擦了多少回。丁老师出院时，我们帮忙拨打了120，一起把他的物品整理好，当合力把他抬上担架时，两个月未曾讲话也不爱理人的丁老师突然向我们伸出了大拇指，那一刻，他的眼睛也变得炯炯有神。直到把丁老师抬上急救车，他的大拇指都没有放下，我们一直目送急救车离开，夕阳照在我们的身上，折射出绿色的光芒，心里感觉暖暖的……我们希望这些小小的人文关爱能给患者带来方便和健康，更希望这些小小的人文关爱能让我们医患之间彼此感动……

我们千佛山医院的人文建设早已如火如荼地开展起来，每个科室的人文建设人人有责，从自我做起，从身边的小事做起，与患者多沟通、多观察、多发现，不断开阔视野，不断创新思维,努力做好人文建设,为患者提供更优质的诊疗环境,让我们医患关系更加和谐。

我亲爱的兄弟姐妹,努力奋斗吧,在院领导的带领下我们不断前行,以人为本,崇尚人文医学、崇尚人文护理,早日把千佛山医院建设成山东最好的人文医院!

（李　越）